日本肝臟科名醫教你

不必戒酒戒糖

也能遠離脂肪肝的祕訣

尾形哲

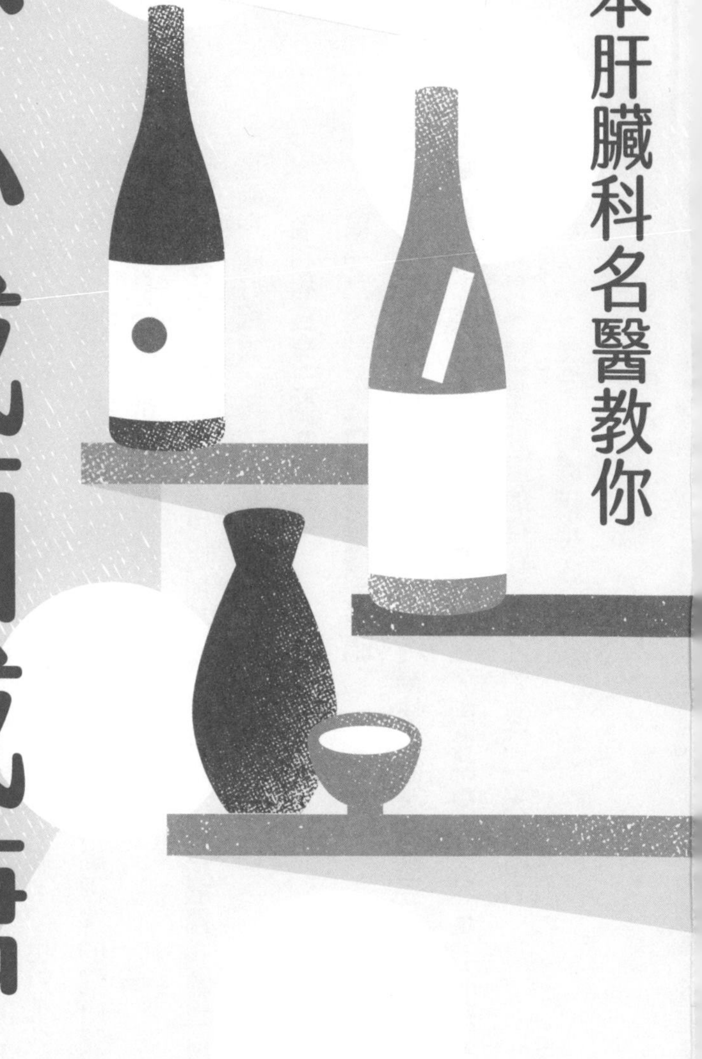

前言

大家好，我是肝臟外科醫師尾形哲。

首先，我要為有勇氣拿起這本書的你拍拍手，並表達我的感謝。特別是對愛酒的人來說，肝臟科醫師可以說是像敵人一樣的角色。對於心驚膽顫，做好被要求「請戒酒」的心理準備，卻也對書名中「能一輩子享受」感到一絲希望的人，這本書中除了具有科學根據的健康資訊外，也蘊含了許多巧思，希望能讓你持續看下去。

為了讓未來的人生能過得更加美好，瞭解如何與**「酒精（酒）」與「甜食」**這兩項嗜好相處，可說是意義重大。

酒和甜食有三個共同點。

第一點，就是**入口後會感受到幸福。**

炎炎夏日中的生啤酒，會給人一種暢快及微醺的感受；下班後拖著疲憊身軀，在回家路途中所買的便利商店甜點，則會帶來令人滿足的甜蜜與香氣。酒精與甜食是一種讓人感激的存在，讓我們忘卻一天的壓力。

第二點，是令人**難以抗拒。**

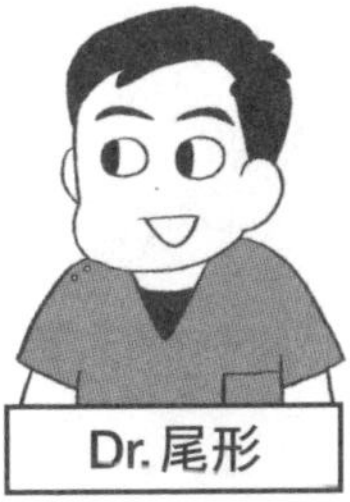

難以抗拒特定事物的狀態，就稱為「成癮症」。

酒精和甜食就和賭博與藥物一樣。從「偶爾」接觸進化成「每天」，攝取量也漸漸增加。最後甚至可能使我們無法靠一己之力抗拒，引發精神疾病。

第三點，則是**引發肝功能異常的原因。**

大家都知道飲酒過量是造成肝功能異常的原因。但也許有些人不知道，甜食和酒一樣，會對肝造成傷害。有三分之一的成人，即便不喝酒，卻也患有脂肪肝。徹底推翻了「只有喝酒的人，肝才會不好」這個我們習以為常的概念。

即便如此，我不會要你們「完全戒掉」酒精和甜食。

我認為**在減量時必須同時傾聽身體的聲音，才更容易持續下去。**

身為作者，若大家在看了這本書之後，能繼續享受美酒、甜食，同時維持健康的肝臟，我可以說是再高興不過了。

肝臟外科醫師　尾形　哲

CONTENTS

PART 2 一輩子享受甜食的吃法

STAFF
漫畫：松本麻希／裝幀：小口翔平＋青山風音
內文設計：島村千代子／內文DTP：武田生

※本書中所揭示之商品皆為2023年7月當下販賣之商品。且本書內文及插圖中所提及的無酒精啤酒（BEER）、微酒精啤酒（BEER）之正式名稱為「淡啤酒飲料」。

PART 1

一生享受美酒的喝法

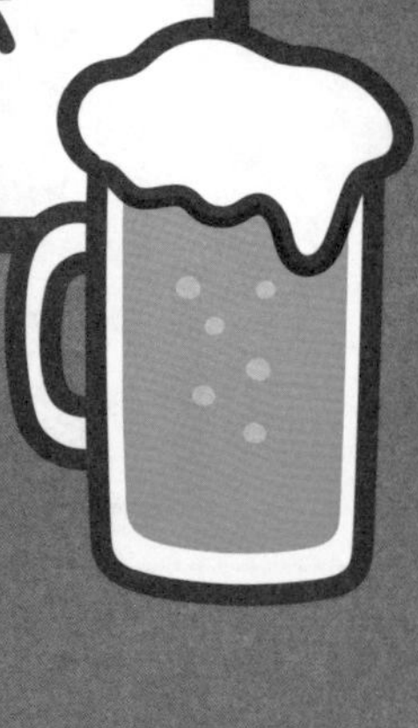

01 酒精是空熱量，所以不會胖？

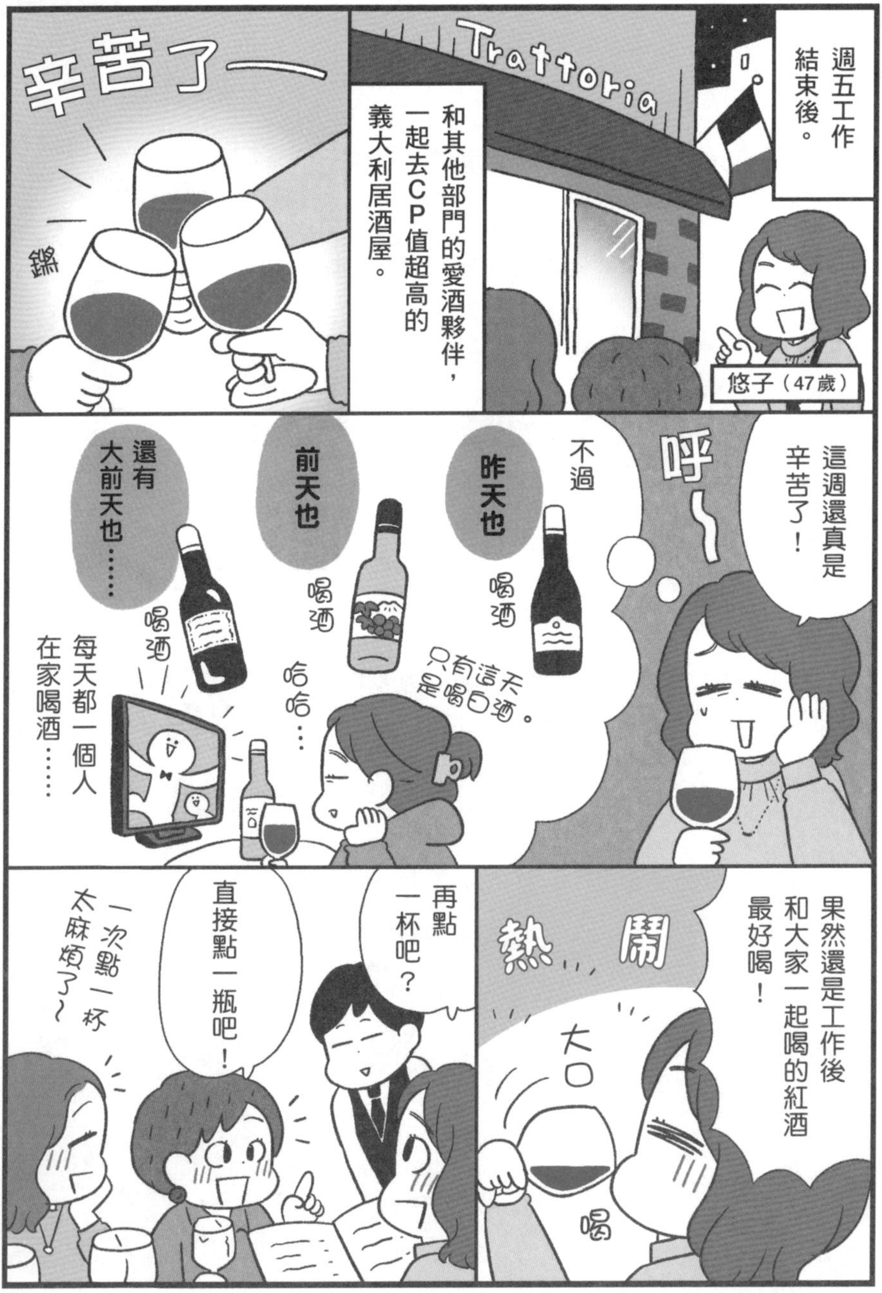
週五工作結束後。
Trattoria
和其他部門的愛酒夥伴，一起去CP值超高的義大利居酒屋。
悠子（47歲）
辛苦了——
鏘
這週還真是辛苦了！
呼～
不過
昨天也
喝酒
前天也
喝酒
還有大前天也……
喝酒
只有這天是喝白酒。
哈哈……
每天都一個人在家喝酒……
果然還是工作後和大家一起喝的紅酒最好喝！
熱鬧
大口
喝
再點一杯吧？
直接點一瓶吧！
一次點一杯太麻煩了～

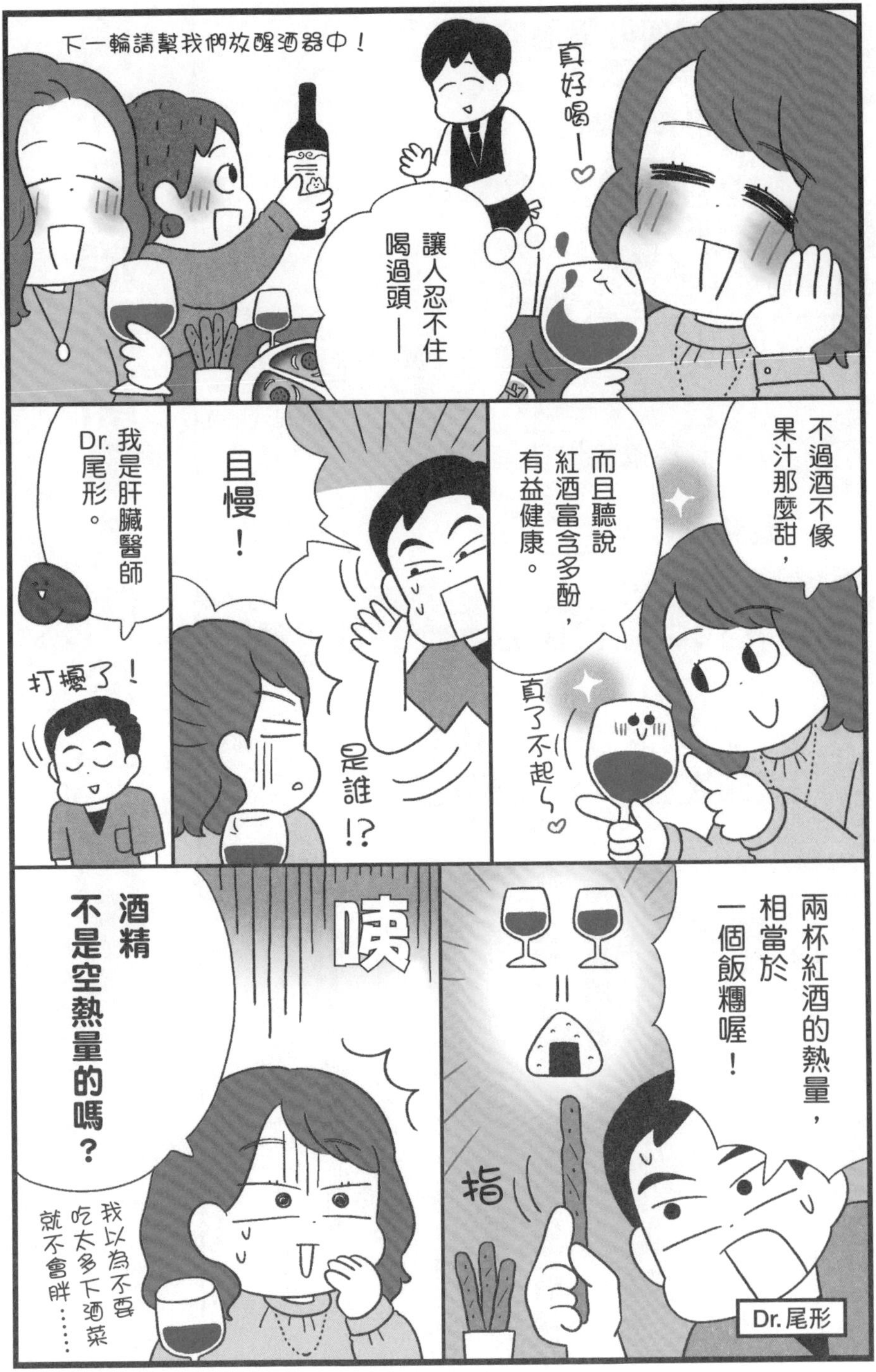
真好喝—♡
讓人忍不住喝過頭—
下一輪請幫我們放醒酒器中！
不過酒不像果汁那麼甜，
而且聽說紅酒富含多酚，有益健康。
真了不起～♡
且慢！
是誰!?
我是肝臟醫師Dr.尾形。
打擾了！
兩杯紅酒的熱量，相當於一個飯糰喔！
指
Dr.尾形
咦
酒精不是空熱量的嗎？
我以為不要吃太多下酒菜就不會胖……

兩杯紅酒的熱量等同於一個飯糰

如何計算酒的卡路里

STEP 1 計算純酒精量（g）

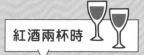

純酒精量 ＝度數（%）× 量（mℓ）× 0.8（比重）÷ 100

紅酒兩杯時

※度數：12％
玻璃酒杯一杯：125mℓ

12（%）× 250（mℓ）× 0.8 ÷ 100 ＝約24 g

STEP 2 計算酒的卡路里

酒精1g＝約7.1kcal

24（g）× 7.1（kcal）＝約170.4kcal

約170.4kcal ＝ 約170kcal

※便利商店普通大小的飯糰

似乎許多人會將「酒是空熱量」誤會成酒精零卡。空熱量的空，其實是欠缺之意。因此空熱量指的是高熱量，卻欠缺營養的食物。而空熱量形容得很有道理，**酒雖然高熱量，卻不具備我們身體所需的營養素。**

酒裡的酒精成分是熱量的來源，具有卡路里。**1g的純酒精，約有7.1kcal的熱量**；1g的脂質約有9kcal的熱量；醣與蛋白質則是每g約有4kcal的熱量。因此以1g

200kcal等同於多少酒

※(　)內的數值為酒精度數。酒的熱量除了純酒精的卡路里外，還要加上其他營養成分所含的卡路里。

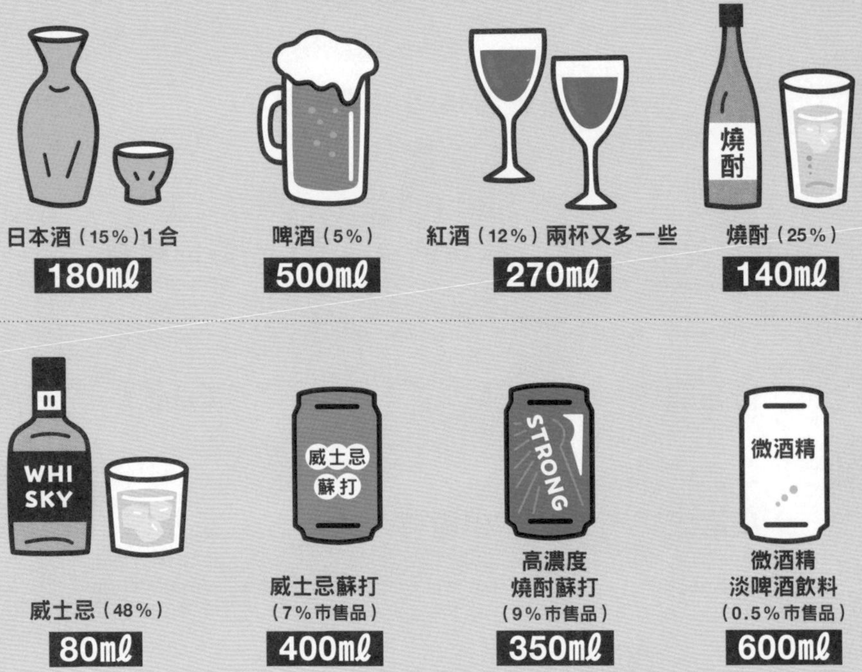
日本酒（15%）1合
180mℓ
啤酒（5%）
500mℓ
紅酒（12%）兩杯又多一些
270mℓ
燒酎
燒酎（25%）
140mℓ
WHISKY
威士忌（48%）
80mℓ
威士忌蘇打
威士忌蘇打
（7%市售品）
400mℓ
STRONG
高濃度
燒酎蘇打
（9%市售品）
350mℓ
微酒精
微酒精
淡啤酒飲料
（0.5%市售品）
600mℓ

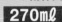

的量相比之下，可以發現雖然酒精的熱量低於脂質，但卻高於醣與蛋白質。

若再解釋得更細，這就是身體會在酒後迅速熱起來的原因。酒的熱量會因為代謝而轉換成熱，並變得容易分解。不過這並不代表不會發胖。

兩杯紅酒的卡路里有170kcal，等同於便利商店中一般大小飯糰的卡路里。而日本酒一合、啤酒500mℓ則有200kcal。

因此我們可以想成「酒等於第四餐」，這也是脂肪增加的原因。若喝酒後還追加收尾的飯、麵食，當然會變胖。

會胖也是理所當然！

每次喝酒聚餐所攝取的總卡路里

你的喝酒習慣接近哪一種？

正常飲酒

啤酒（500mℓ）1杯、
威士忌蘇打2杯、
日本酒3杯

632 kcal

＋

正常吃

毛豆20g、凱薩沙拉80g、
薯條50g、烤雞肉串3串、
玉子燒2個、披薩2片

747 kcal

TOTAL 1379kcal

大量飲酒

啤酒（500mℓ）2杯、
威士忌蘇打2杯、
日本酒1合、
檸檬沙瓦1杯

1086 kcal

＋

少量吃

毛豆20g、
凱薩沙拉80g、
烤雞肉串2串、
玉子燒2個

370 kcal

TOTAL 1456kcal

甜的調酒

黑醋栗柳橙1杯、
琴湯尼1杯、
卡魯哇牛奶1杯

477 kcal

＋

正常吃

毛豆20g、凱薩沙拉80g、
薯條50g、烤雞肉串3串、
玉子燒2個、披薩2片

747 kcal

TOTAL 1224kcal

※此為編輯部調查。食物為參考店家實際數據。沙瓦、調酒類則為參考「あんすけダイエット」的數值計算。

喝酒聚餐一次，
預估攝取熱量就佔一天所需的五成

雖然每人每日所需的熱量有所差異，但一般活動量的四十歲男性每日預估所需熱量為2,700kcal，四十歲女性則為2,050kcal。而上圖則是一般飲酒聚會中會攝取的卡路里，相當於一天所需熱量的五成。喝酒聚餐中的酒食容易使我們攝取過多卡路里，請務必留意。

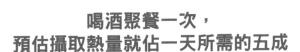

※厚生勞動省「日本人飲食攝取基準（2020年版）」。

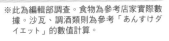

即使只攝取標準量一半的酒精也一樣……

肥胖和代謝症候群風險上升

飲酒與肥胖、代謝症候群風險

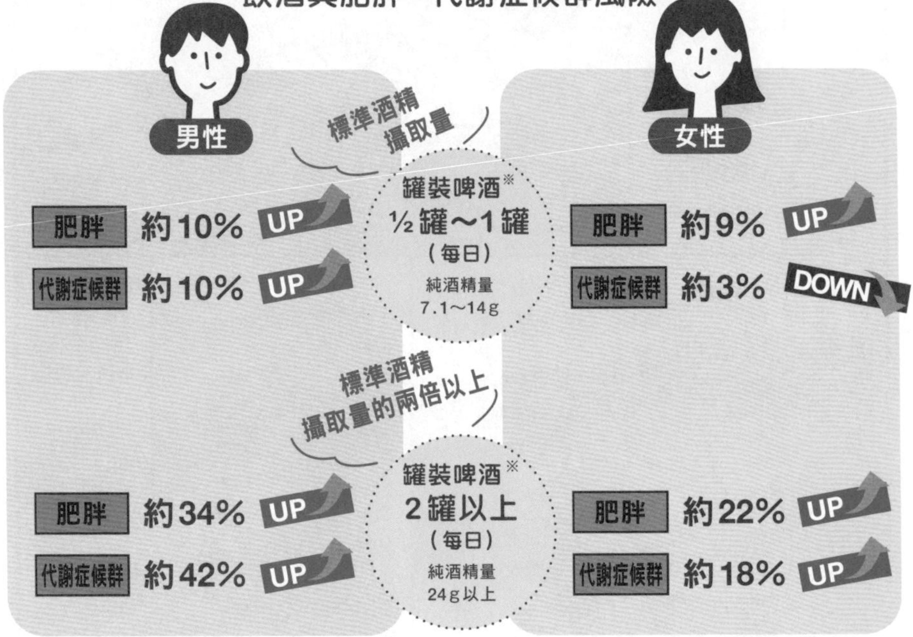
男性
女性
標準酒精攝取量
罐裝啤酒※
½罐～1罐
(每日)
純酒精量
7.1～14g
肥胖 約10% UP
代謝症候群 約10% UP
肥胖 約9% UP
代謝症候群 約3% DOWN
標準酒精攝取量的兩倍以上
罐裝啤酒※
2罐以上
(每日)
純酒精量
24g以上
肥胖 約34% UP
代謝症候群 約42% UP
肥胖 約22% UP
代謝症候群 約18% UP

※罐裝啤酒容量為350mℓ。
出處：歐洲國際肥胖會議（ECOICO 2020）製作而成。

只要酒的攝取量增加，肥胖與代謝症候群的風險也將提升

此為韓國國立首爾醫療中心針對2700萬位成人，大規模調查後所得到的結果。世界標準酒精攝取量為一天14g的純酒精。雖然女性在攝取標準攝取量的一半，也就是7g純酒精時，罹患代謝症候群風險會降低，但男性的肥胖與代謝症候群風險卻會上升。此外，當飲酒量增加，其風險又會增加更多。

02 戒掉易胖啤酒換成威士忌蘇打？

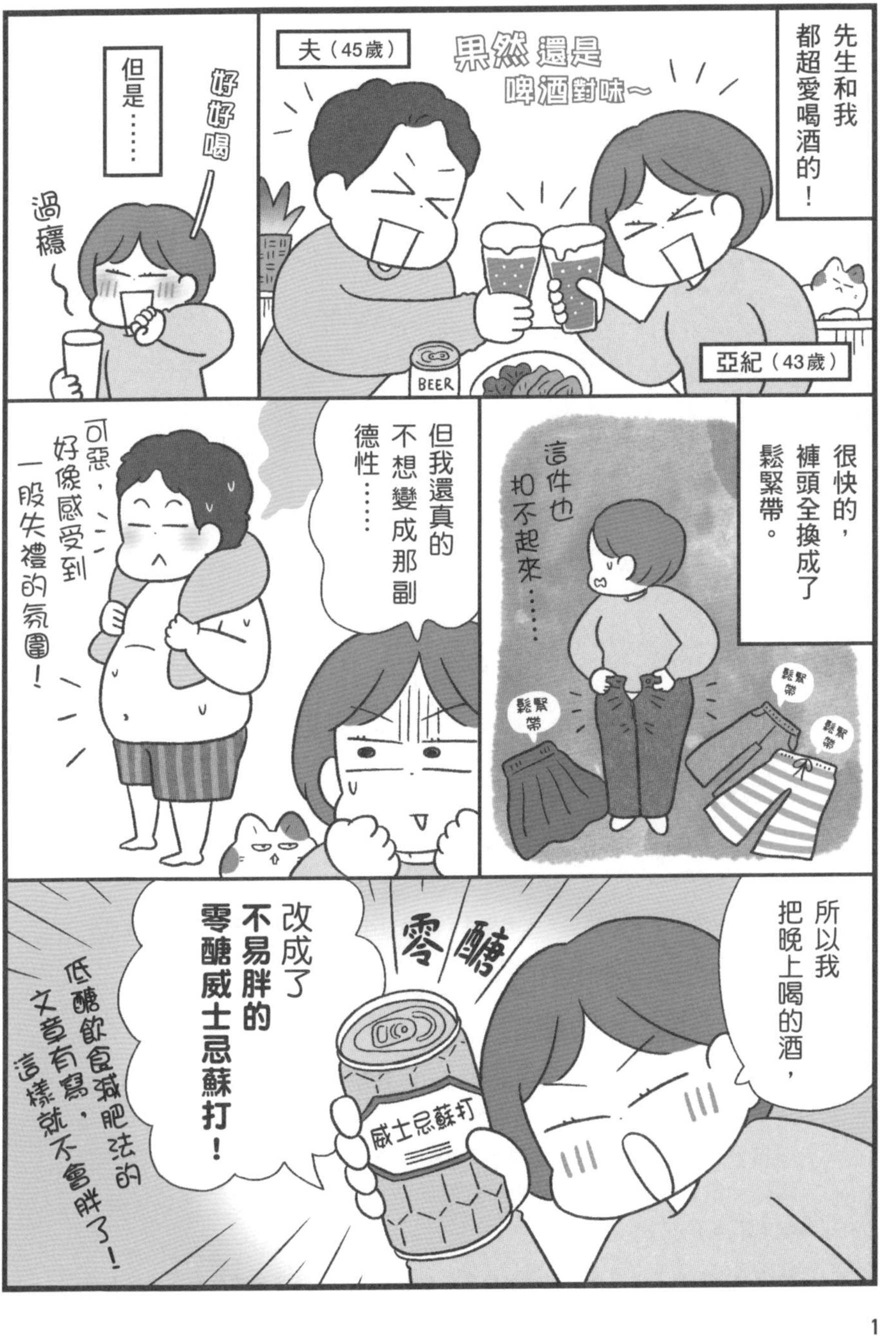
先生和我都超愛喝酒的！
夫（45歲）
果然還是啤酒對味～
BEER
亞紀（43歲）
好好喝
但是……
過癮
很快的，褲頭全換成了鬆緊帶。
這件也扣不起來……
鬆緊帶
鬆緊帶
鬆緊帶
但我還真的不想變成那副德性……
可惡，好像感受到一股失禮的氛圍！
所以我把晚上喝的酒，
改成了不易胖的零醣威士忌蘇打！
零醣
威士忌蘇打
低醣飲食減肥法的文章有寫，這樣就不會胖了！

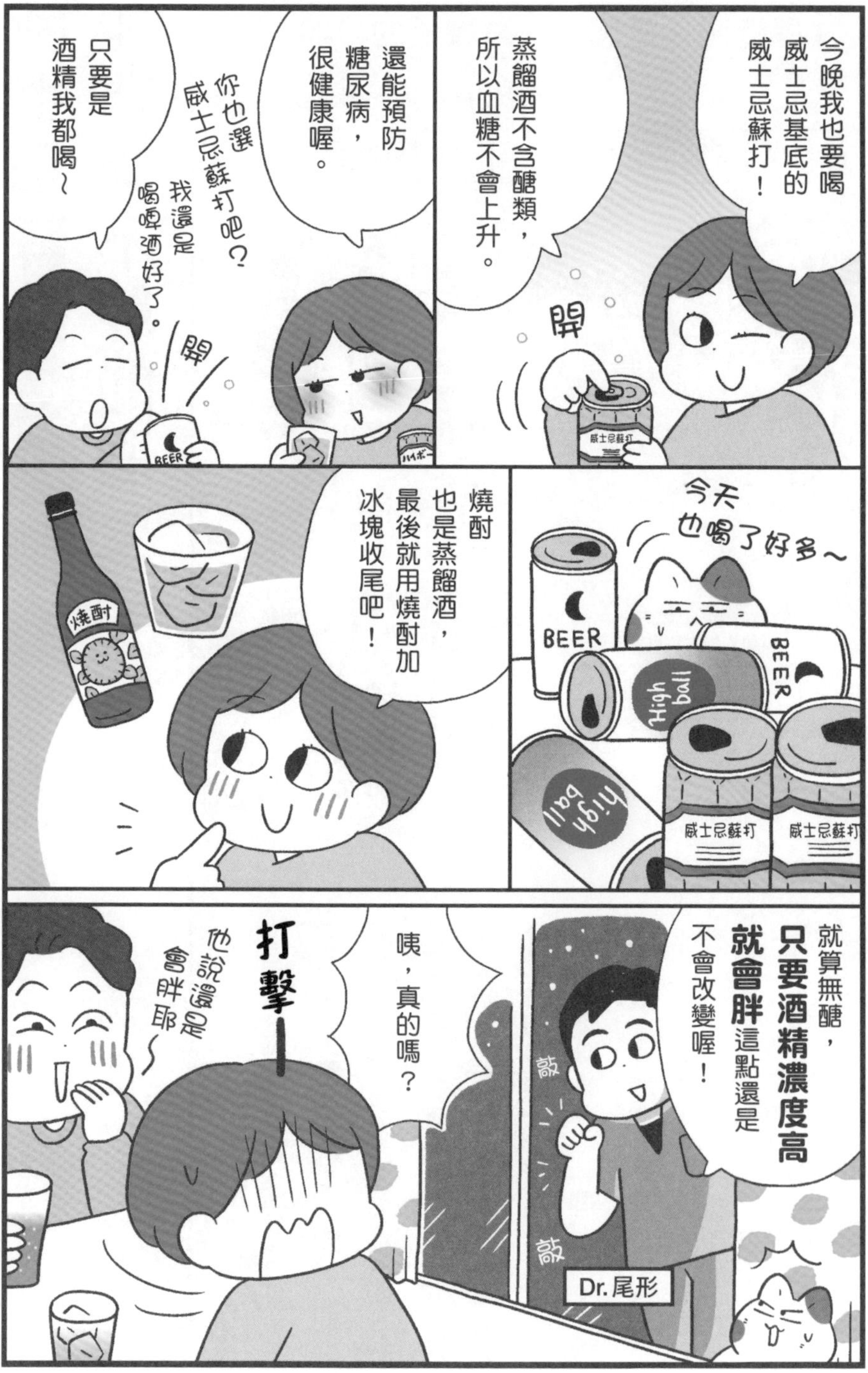

今晚我也要喝威士忌基底的威士忌蘇打！
蒸餾酒不含醣類，所以血糖不會上升。
開
威士忌蘇打
還能預防糖尿病，很健康喔。
你也選威士忌蘇打吧？
我還是喝啤酒好了。
只要是酒精我都喝～
開
BEER
今天也喝了好多～
BEER
High ball
BEER
high ball
威士忌蘇打
威士忌蘇打
燒酎也是蒸餾酒，最後就用燒酎加冰塊收尾吧！
燒酎
就算無醣，**只要酒精濃度高就會胖**這點還是不會改變喔！
敲
敲
Dr.尾形
咦，真的嗎？
打擊—
他說還是會胖耶～

威士忌蘇打無醣卻高熱量！並非喝不胖的酒

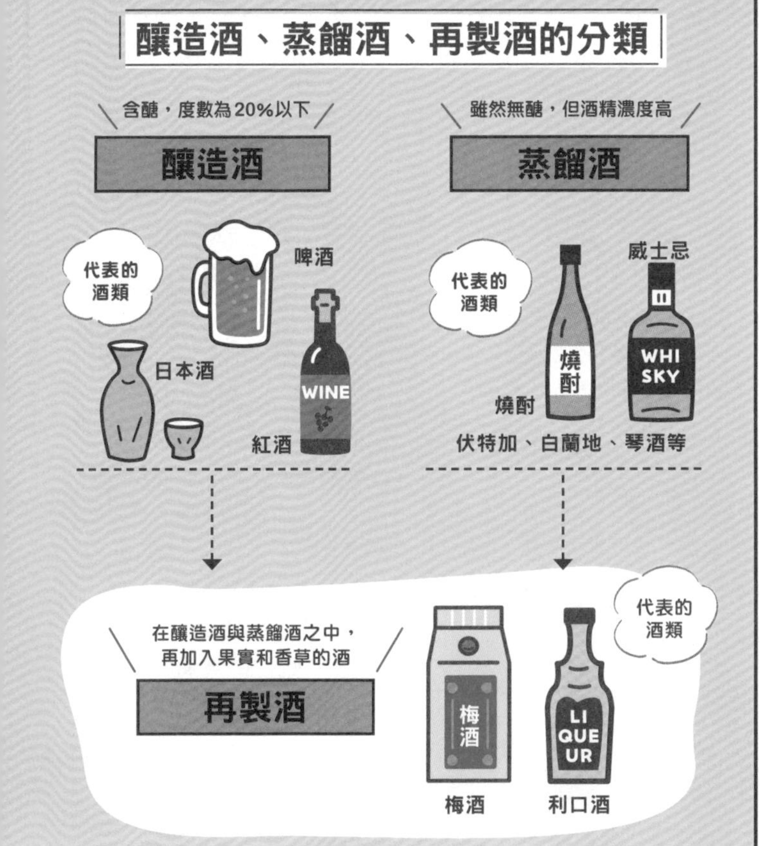
釀造酒、蒸餾酒、再製酒的分類
含醣，度數為20%以下
釀造酒
代表的酒類
啤酒
日本酒
WINE
紅酒
雖然無醣，但酒精濃度高
蒸餾酒
代表的酒類
威士忌
燒酎
WHISKY
燒酎
伏特加、白蘭地、琴酒等
在釀造酒與蒸餾酒之中，
再加入果實和香草的酒
再製酒
代表的酒類
梅酒
LIQUEUR
梅酒
利口酒

因低醣飲食減肥法的流行，許多人開始嘗試不喝含醣的啤酒和日本酒，改喝減醣的燒酎、威士忌蘇打。但這種方式其實也隱藏著陷阱。在解釋原因前，先讓我來介紹酒的種類吧。

根據製造方式不同，酒共分為釀造酒、蒸餾酒、再製酒三種。

釀造酒的代表是紅酒、啤酒，和日本酒，利用米、麥子等穀物與葡萄等果實中所含有的澱粉及糖，以酵母菌發酵，因此含醣。

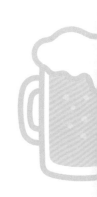

哪種比較易胖？啤酒 VS 威士忌蘇打

（每350mℓ）

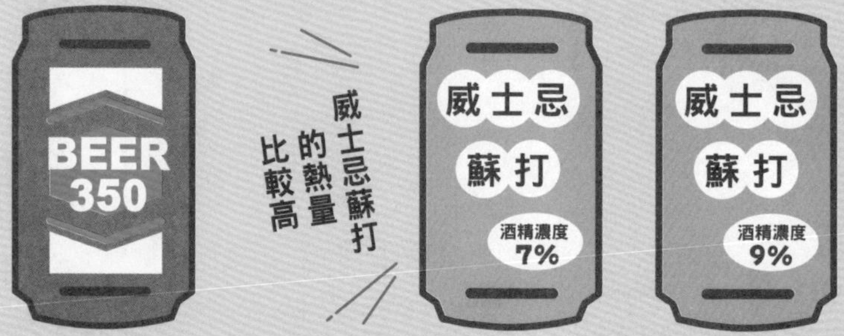
啤酒
威士忌蘇打
BEER
350
威士忌蘇打的熱量比較高
威士忌
蘇打
酒精濃度
7%
威士忌
蘇打
酒精濃度
9%

啤酒	威士忌蘇打	威士忌蘇打
含醣量10.9g	含醣量0g	含醣量0g
137kcal	168kcal	210kcal
※酒精濃度5%		※不同商品之間仍有差異

威士忌蘇打易胖的原因

- 酒精濃度高，卡路里也意外地高
- 口感清爽，增加飲酒量
- 若兌薑汁汽水喝，醣分也會提高

蒸餾酒的代表是燒酎和威士忌。也就是用原料發酵後做成的液體，再加以蒸餾製成的酒。簡單來說，就是將釀造酒蒸餾為氣體的酒精，並再次液體化，因此醣分會消失。與釀造酒相比，酒精濃度較高。再製酒則是在釀造酒與蒸餾酒之中，加入果實和藥草、香草、香辛料的酒。

蒸餾酒的陷阱，在於雖然它確實沒有醣，酒精濃度卻很高。市售**同等分量的啤酒與威士忌蘇打相比之下，威士忌的熱量較高。**即便以1：4的比例，自己調威士忌與蘇打水，每100mℓ仍有47kcal，高於啤酒的39kcal。

若只看醣量，其實無需如此仇視啤酒

白飯的含醣量比啤酒更應注意

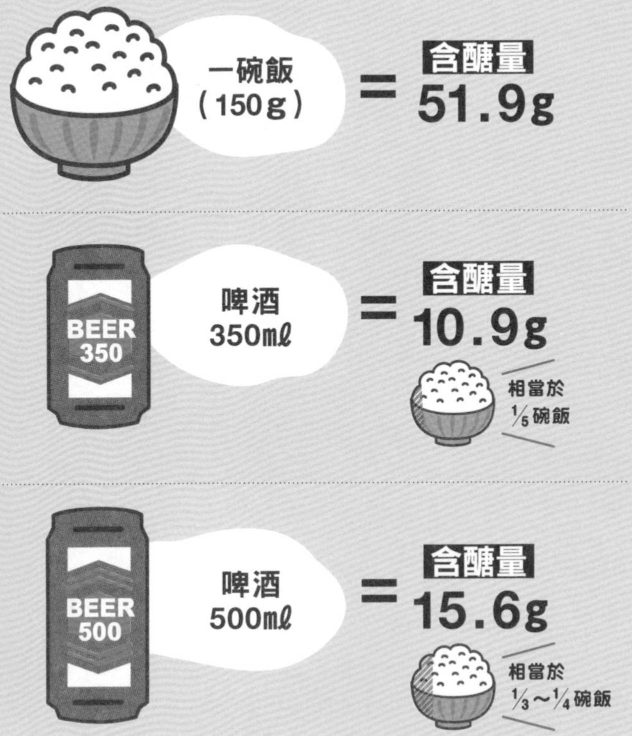
一碗飯（150g）
= 含醣量 51.9g
BEER 350
啤酒 350mℓ
= 含醣量 10.9g
相當於 1/5 碗飯
BEER 500
啤酒 500mℓ
= 含醣量 15.6g
相當於 1/3～1/4 碗飯

減重時，與其在意啤酒的醣量，我更建議大家應該重新審視平時的主食攝取量。**吃一碗飯（150g）所攝取的醣量，是一罐350mℓ啤酒的五倍。**只要不過量飲用，其實無須那麼仇視啤酒。

我都告訴為了減重來我門診的人，**應將白飯攝取量定為半碗，也就是70g。**但是當主食減量，膳食纖維量也會跟著減少。因此，比起完全不吃，更建議大家將蔬菜攝取量加倍，以補足膳食纖維。

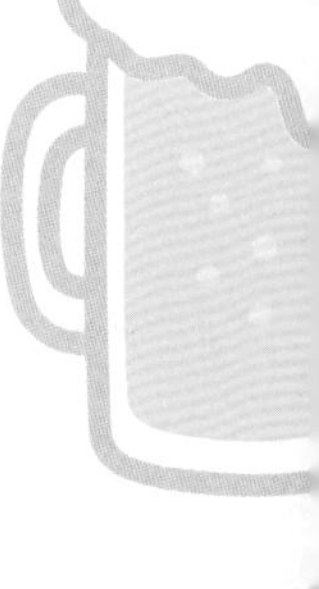

酒類的價格大受酒稅影響

啤酒類飲料的差異

啤酒

- 原料的100％為麥芽，加入啤酒花及水發酵而成
- 原料的50％以上為麥芽，加入啤酒花、水，及麥子和水果等副原料發酵而成
- 副原料之使用量不到麥芽重量的5％

代表性商品

- ASAHI SUPER DRY（朝日啤酒）
- 麒麟一番搾生啤酒（麒麟啤酒）
- SAPPORO生啤酒黑標（札幌啤酒）
- The PREMIUM MALT'S（三得利）

等等

發泡酒

- 原料中的麥芽佔比未滿50％
- 部分原料為麥芽與麥子的發泡性酒類
- 使用不符合啤酒製作定義之原料

代表性商品

- ASAHI Style Free Beer（朝日啤酒）
- 淡麗GREEN LABEL（麒麟啤酒）
- SAPPORO北海道生搾啤酒（札幌啤酒）
- SAPPORO極ZERO（札幌啤酒）

等等

第三類啤酒

- 使用麥芽以外的穀物（玉米及大豆等）釀造而成
- 在發泡酒中加入烈酒和燒酎等，以酒精飲料組合而成的酒類

代表性商品

- Clear ASAHI（朝日啤酒）
- NODOGOSHII〈生〉（麒麟啤酒）
- SAPPORO大麥和啤酒花（札幌啤酒）
- 金麥（三得利）

等等

2023年10月後
啤酒類飲料的價錢將逐漸統一化

啤酒、發泡酒，以及第三類啤酒等酒精飲料，分類如上圖。依據類型不同，在酒稅上也有差異。如每350mℓ的啤酒為70日圓，發泡酒為46.99日圓，第三類啤酒則為37.8日圓，並反映在價格上（2023年7月時）。自2023年10月起，會開始階段性調整酒稅，並將於2026年10月時統一為54.25日圓。

03 酒精會變成脂肪是什麼意思？

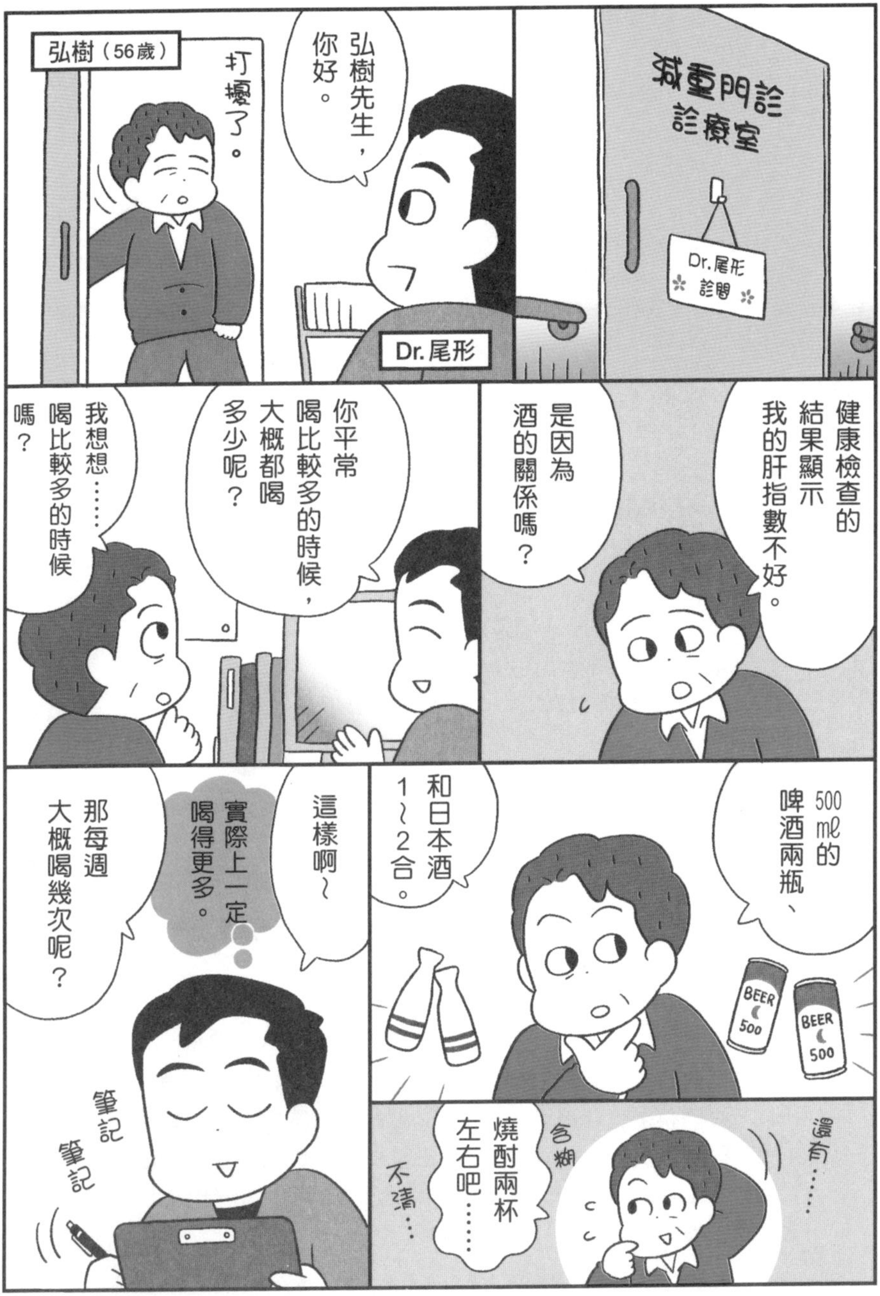

減重門診
診療室
Dr.尾形
診間
弘樹（56歲）
弘樹先生，你好。
打擾了。
Dr.尾形
健康檢查的結果顯示我的肝指數不好。
是因為酒的關係嗎？
你平常喝比較多的時候，大概都喝多少呢？
我想想……喝比較多的時候嗎？
500mℓ的啤酒兩瓶、
和日本酒1～2合。
BEER 500
BEER 500
這樣啊～
實際上一定喝得更多。
那每週大概喝幾次呢？
筆記
筆記
還有……
燒酎兩杯左右吧……
含糊
不清……

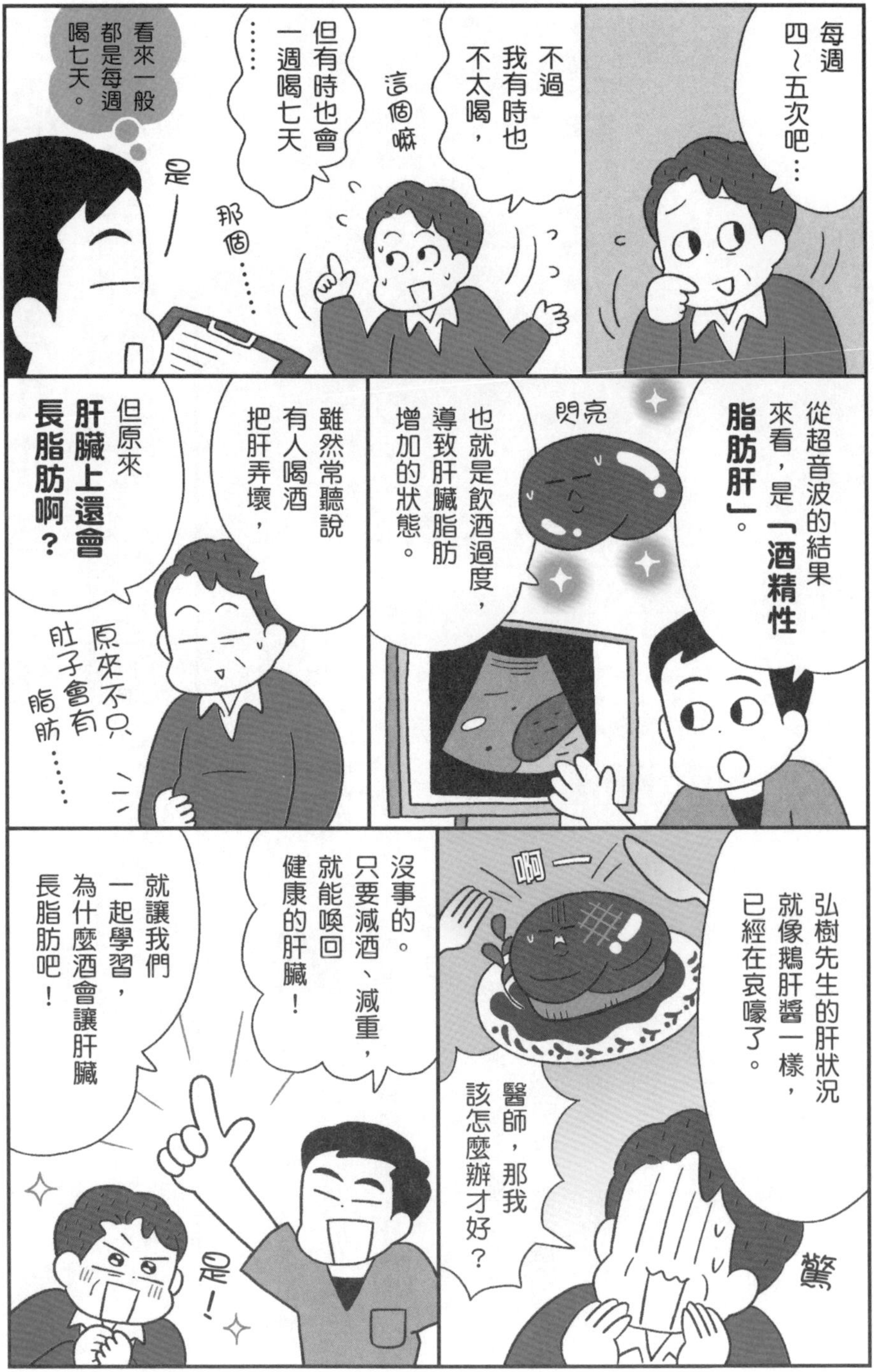
每週四～五次吧⋯
不過我有時也不太喝，
這個嘛
但有時也會一週喝七天⋯⋯
那個⋯⋯
看來一般都是每週喝七天。
是──
從超音波的結果來看，是「酒精性脂肪肝」。
閃亮
也就是飲酒過度，導致肝臟脂肪增加的狀態。
雖然常聽說有人喝酒把肝弄壞，
但原來肝臟上還會長脂肪啊？
原來不只肚子會有脂肪⋯⋯
弘樹先生的肝狀況就像鵝肝醬一樣，已經在哀嚎了。
啊──
驚
醫師，那我該怎麼辦才好？
沒事的。只要減酒、減重，就能喚回健康的肝臟！
就讓我們一起學習，為什麼酒會讓肝臟長脂肪吧！
是！

飲酒過量者九成有脂肪肝，喝酒使肝臟脂肪增加的原因

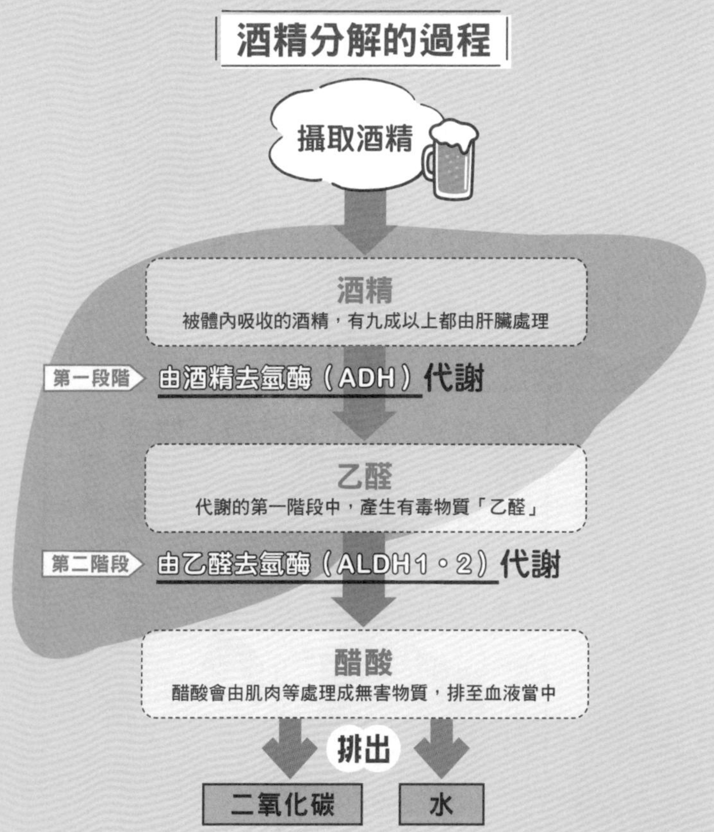

酒精分解的過程
攝取酒精
酒精
被體內吸收的酒精，有九成以上都由肝臟處理
第一段階
由酒精去氫酶（ADH）代謝
乙醛
代謝的第一階段中，產生有毒物質「乙醛」
第二階段
由乙醛去氫酶（ALDH1・2）代謝
醋酸
醋酸會由肌肉等處理成無害物質，排至血液當中
排出
二氧化碳
水

飲酒量高的人常會在意肝臟問題。但其實肝功能衰退是從「脂肪堆積在肝臟細胞中」開始發生的。

喝酒時，20%會由胃吸收，80%則由小腸吸收，並釋放到血液當中。透過血液送至肝臟的酒精，經過酒精去氫酶（ADH）酵素催化，代謝為一種具有強烈毒性的物質乙醛。

而乙醛去氫酶（ALDH1·2）會將乙醛分解為對身體無害的醋

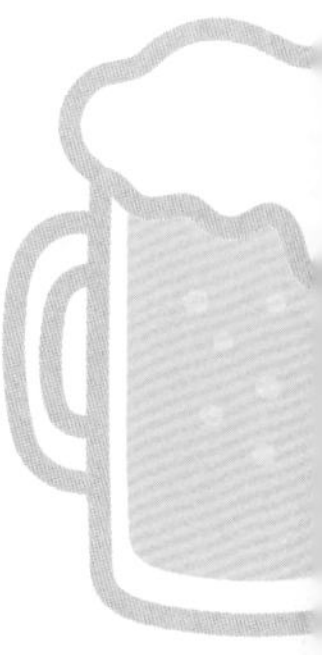

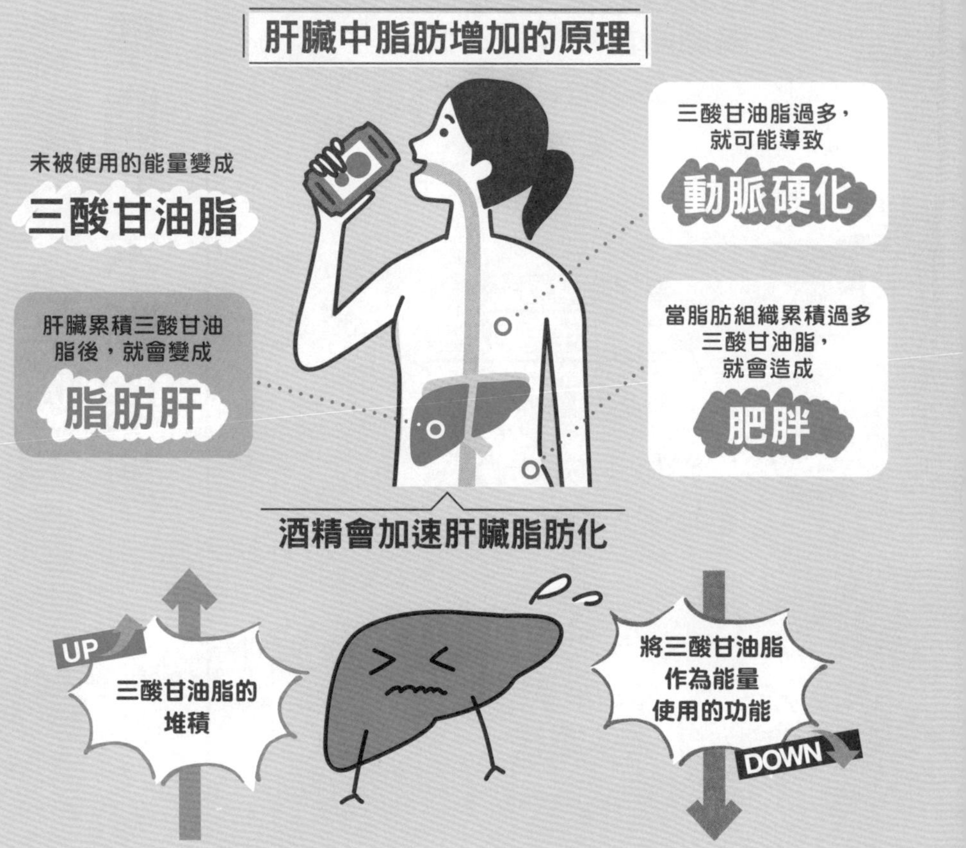
肝臟中脂肪增加的原理
未被使用的能量變成
三酸甘油脂
三酸甘油脂過多，
就可能導致
動脈硬化
肝臟累積三酸甘油
脂後，就會變成
脂肪肝
當脂肪組織累積過多
三酸甘油脂，
就會造成
肥胖
酒精會加速肝臟脂肪化
UP
三酸甘油脂的
堆積
將三酸甘油脂
作為能量
使用的功能
DOWN

酸，並融入血中，最終經肌肉等分解為二氧化碳及水，排出體外。但由於**大量飲酒時，身體會優先處理酒精，將代謝脂肪的順位往後排。因此有時飲酒會讓身體將三酸甘油脂作為能量使用的功能下降，反而導致身體中累積三酸甘油脂。**

而體內的三酸甘油脂增加，會使肝臟堆積脂肪。當肝臟細胞中堆積的脂肪超過30%，就會在腹部超音波和斷層檢查中看見變化，並診為**「脂肪肝」**。脂肪肝種類繁多，其中飲酒過度所致的，就叫做**「酒精性脂肪肝」**。事實上，**超過九成的飲酒過度者（一天純酒精攝取量達60g者）都有脂肪肝。**

酒精具有促進食慾的效果，使脂肪不斷增加

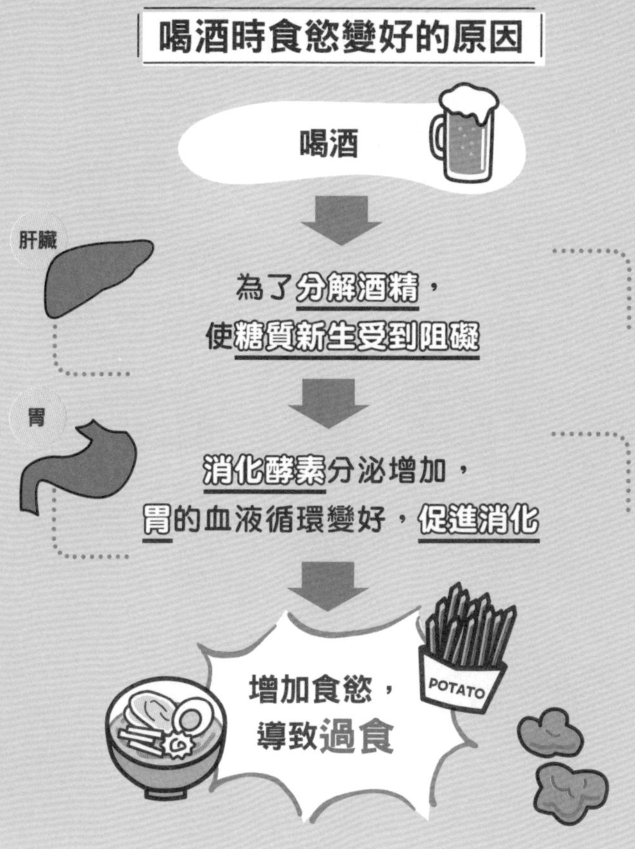
喝酒時食慾變好的原因
喝酒
肝臟
為了分解酒精，
使糖質新生受到阻礙
胃
消化酵素分泌增加，
胃的血液循環變好，促進消化
增加食慾，
導致過食
POTATO

酒精經腸胃吸收後，會由肝臟代謝，並將乙醇分解為醋酸，排出體外（P24）。此時**將非醣類物質轉變為葡萄糖的「糖質新生」作用將受到阻礙。**因此當喝酒時沒有配下酒菜時，血糖會暫時下降，使食慾增加。

由於酒精具有**促進消化酵素分泌，以及加強胃部血液循環的功能，因此也能增進消化。進而促進食慾，導致脂肪增加。**

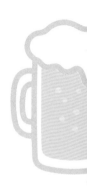

飲酒過量會產生危險

酒精性脂肪肝是什麼？

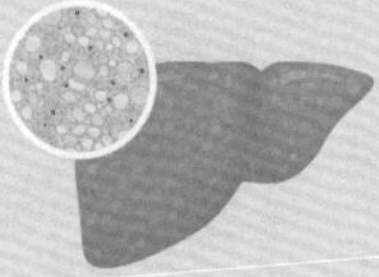

酒精性 脂肪肝

大量飲酒，會讓脂肪堆積在肝臟細胞中。

↓ 持續喝酒後……

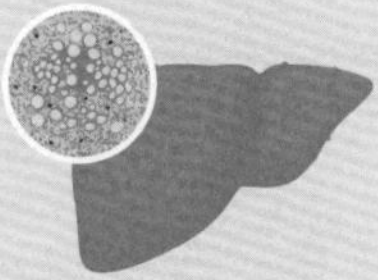

酒精性 肝纖維化

當脂肪肝症狀更嚴重，就會進展到接近肝硬化。肝細胞壞死，肝臟開始纖維化。

↓ 若持續喝下去……

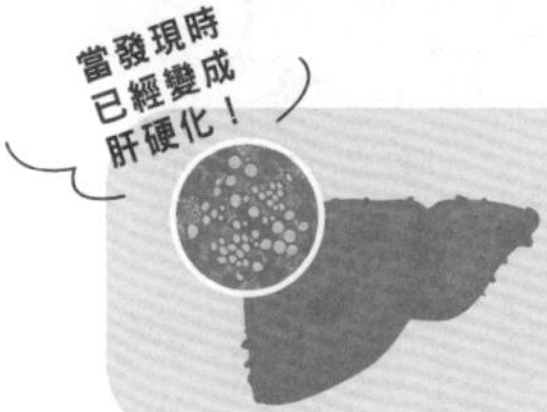
當發現時已經變成肝硬化！

酒精性 肝硬化

肝細胞開始壞死，失去正常功能。雖然身體變瘦，卻開始累積腹水，昏睡的危險性也會提升。

原因在於酒精
只要減少飲酒量便能改善

肝臟是「沉默的器官」，在狀態極度惡化前，往往不會出現症狀。事實上，發生脂肪肝時也幾乎沒有症狀。即使如此，若持續喝酒將導致症狀惡化。在最糟的情況下，甚至會演變為肝硬化，導致肝臟失去功能，危及性命。所以請務必減少飲酒量，避免肝臟囤積脂肪。

04 若少量攝取，酒是百藥之長？

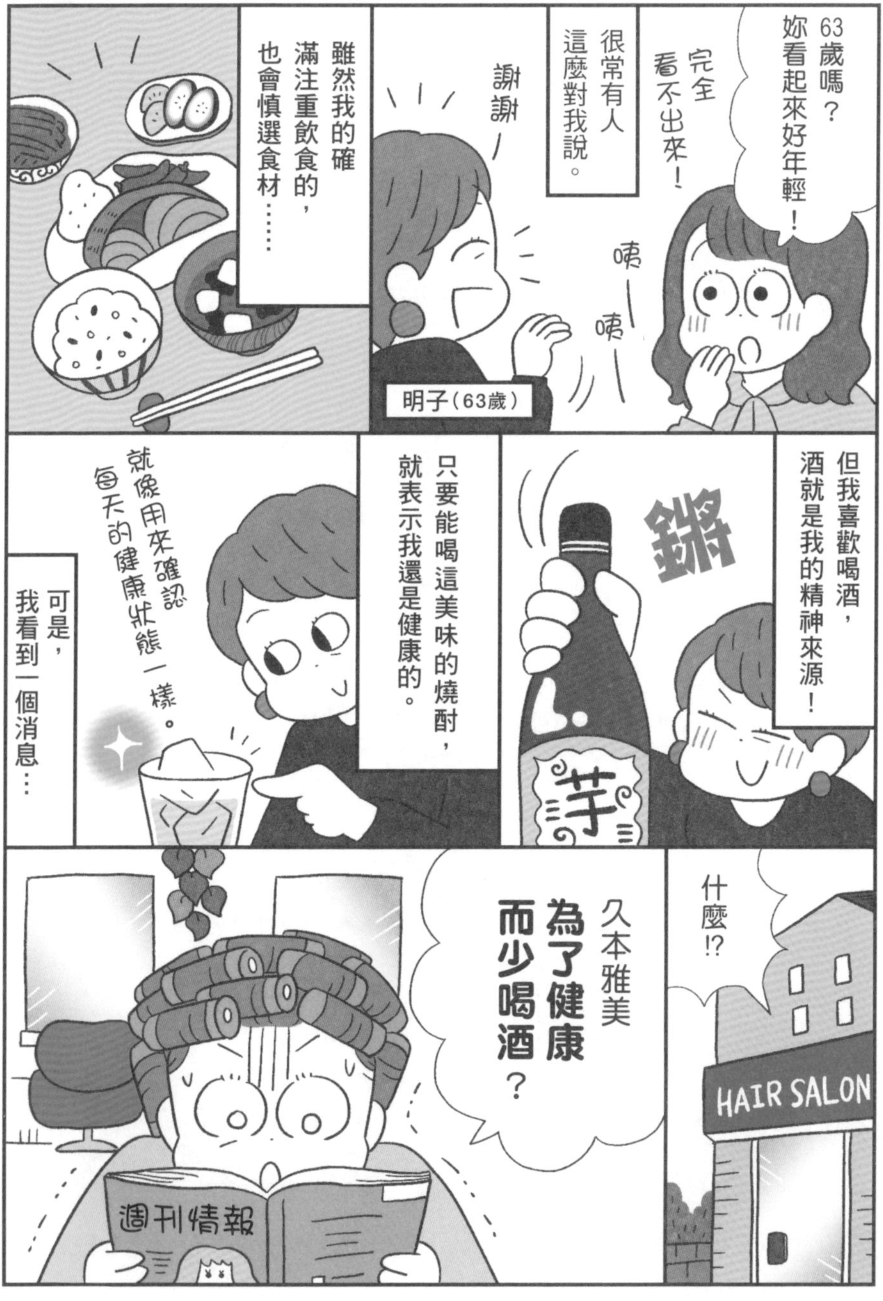

63歲嗎？妳看起來好年輕！
完全看不出來！
咦—咦—
很常有人這麼對我說。
謝謝
明子（63歲）
雖然我的確滿注重飲食的，也會慎選食材……
但我喜歡喝酒，酒就是我的精神來源！
鏘
芋
只要能喝這美味的燒酎，就表示我還是健康的。
就像用來確認每天的健康狀態一樣。
可是，我看到一個消息…
什麼!?
HAIR SALON
久本雅美
為了健康而少喝酒？
週刊情報

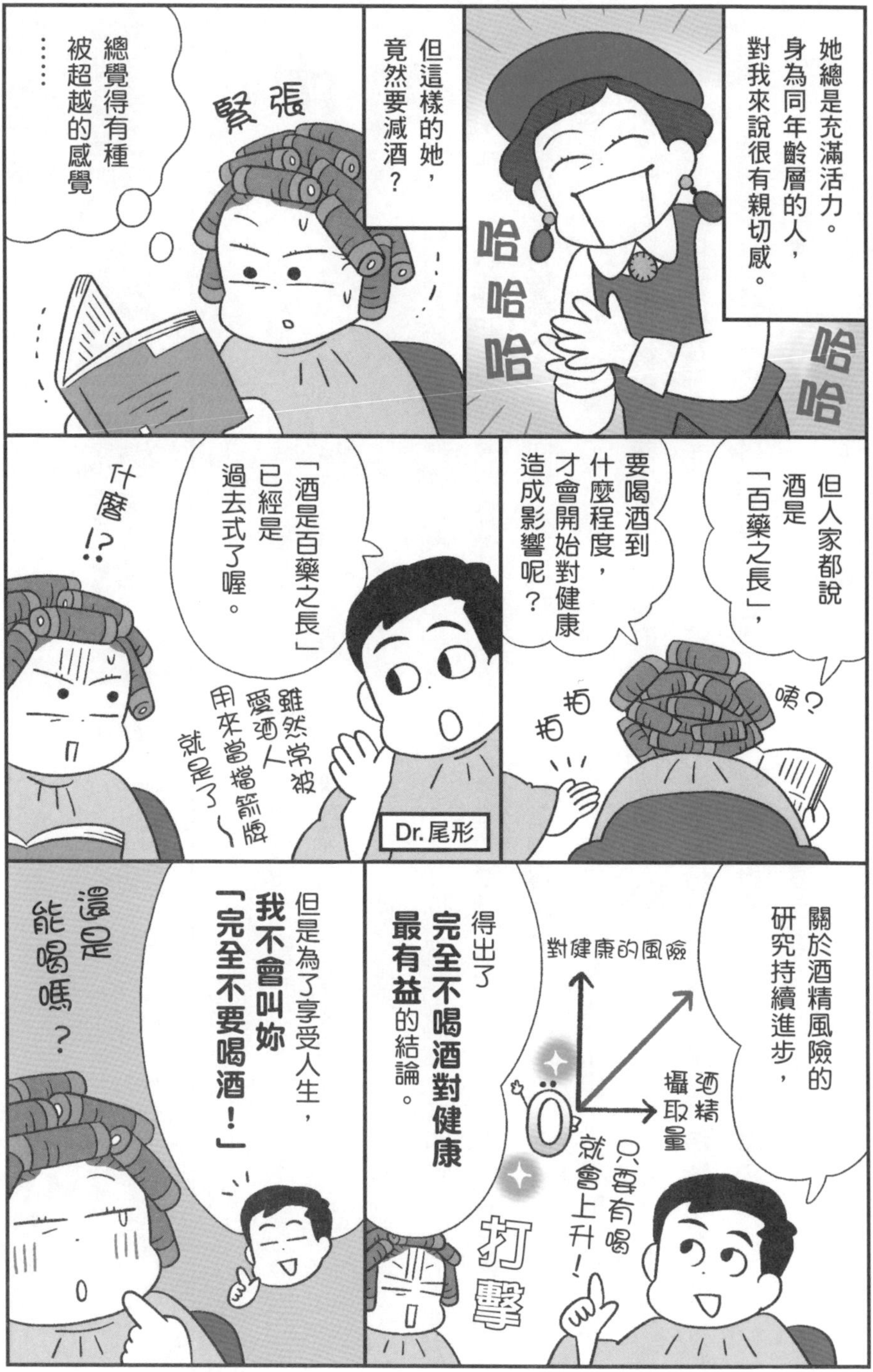
她總是充滿活力。
身為同年齡層的人，
對我來說很有親切感。
哈哈
哈哈哈
但這樣的她，
竟然要減酒？
緊張
總覺得有種
被超越的感覺
……
但人家都說
酒是
「百藥之長」，
咦？
要喝酒到
什麼程度，
才會開始對健康
造成影響呢？
拍拍
「酒是百藥之長」
已經是
過去式了喔。
雖然常被
愛酒人
用來當擋箭牌
就是了～
什麼!?
Dr.尾形
關於酒精風險的
研究持續進步，
對健康的風險
酒精
攝取量
0
只要有喝
就會上升！
得出了
完全不喝酒對健康
最有益的結論。
打擊
但是為了享受人生，
我不會叫妳
「完全不要喝酒！」
還是
能喝嗎？

新常識！完全不喝酒最有益健康

中國古代史書《漢書》中，所記載的「酒為百藥之長」這句話，也許可說是愛酒人的救贖。

為了佐證這句話，有數據顯示「會小酌的人，死亡風險比完全不喝酒的人低」（P31下圖）。這個數據是基於一個十四項海外研究分析的結果。研究中將飲酒量設為橫軸，死亡率設為縱軸。由於最後得出的曲線呈現J的形狀，因此有時也會稱為「J型曲線效應」。這項研究結果，便成了「少量飲酒對身體有益」長年以來的根據。

然而二〇一八年，一篇刊登於醫學雜誌《刺胳針》上關於酒精與罹患疾病風險的相關研究，完全否定了這個說法。

這篇研究蒐集了約六百篇於一九九〇～二〇一六年間發表的論文，其中包含195個國家及地區的資料，加以分析後，得出**「完全不喝酒最有益健康」**的結論（P31上圖）。

雖然此研究結果指出，少量飲酒有降低心臟疾病發病的風險，但也同時指出，**即便少量飲酒，仍可能提升罹患癌症和腦中風等疾病的風險。與預防心臟疾病的效果相抵銷。**

戒酒自然是最有益健康的，但為了能享受人生，還是希望大家能學會如何與酒精相處。

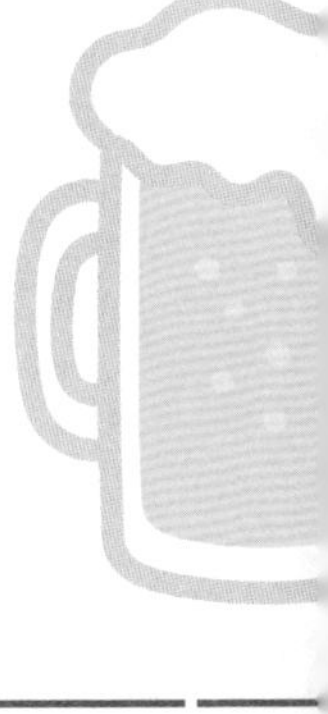

飲酒量與酒精相關疾病風險

飲酒量和罹患與酒精相關疾病風險的關係

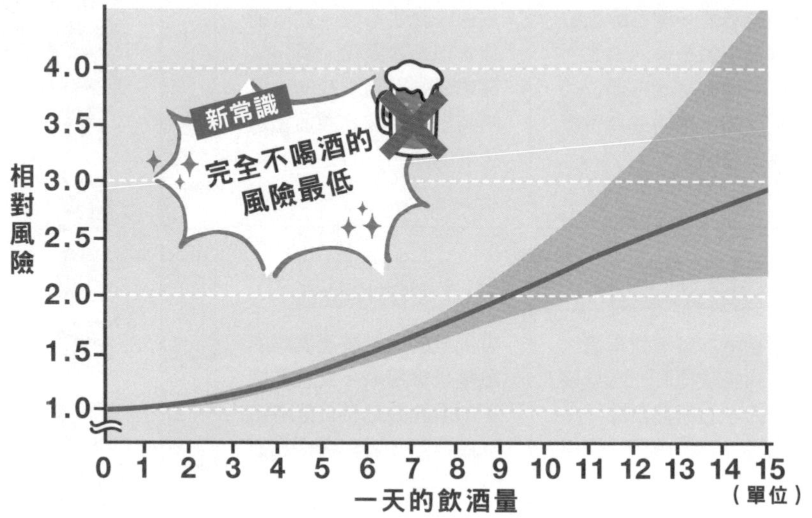
新常識
完全不喝酒的
風險最低
相對風險
4.0
3.5
3.0
2.5
2.0
1.5
1.0
0 1 2 3 4 5 6 7 8 9 10 11 12 13 14 15
一天的飲酒量
（單位）

※一單位為10g純酒精。

舊常識
飲酒量與健康的知識
更新了！

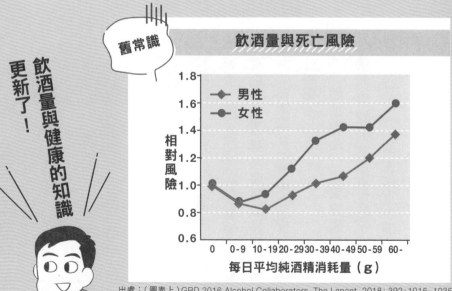

飲酒量與死亡風險

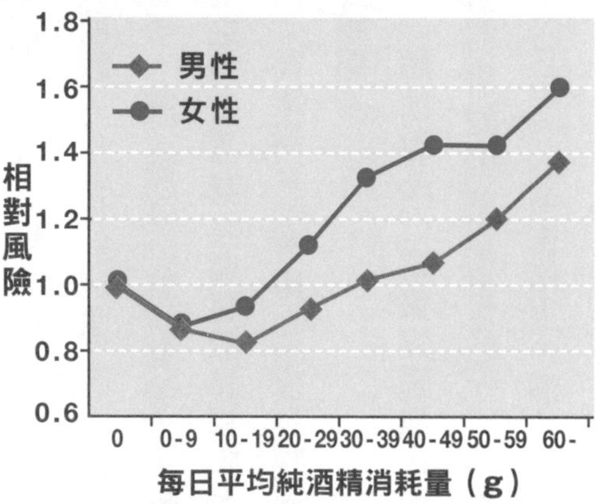
男性
女性
相對風險
1.8
1.6
1.4
1.2
1.0
0.8
0.6
0
0-9
10-19
20-29
30-39
40-49
50-59
60-
每日平均純酒精消耗量（g）

出處：（圖表上）GBD 2016 Alcohol Collaborators, The Lancet. 2018; 392:1015-1035./
（圖表下）Holman CD,et al. Med J Aust. 1996: 164:141-145.

不只傷肝！飲酒過量可能導致的疾病

雖然酒能為我們帶來順暢的交流，並具有放鬆的效果，但長期飲酒過量將對健康造成不好的影響。**除了影響肝臟與胃等消化器官之外，甚至可能引發神經、肌肉、循環器官等全身上下各種臟器的問題。**

酒精也是一種會提升癌症風險的危險因子。世界衛生組織（WHO）的報告指出，酒精為超過六十種疾病的病因，並與超過兩百種疾病及傷害有關。

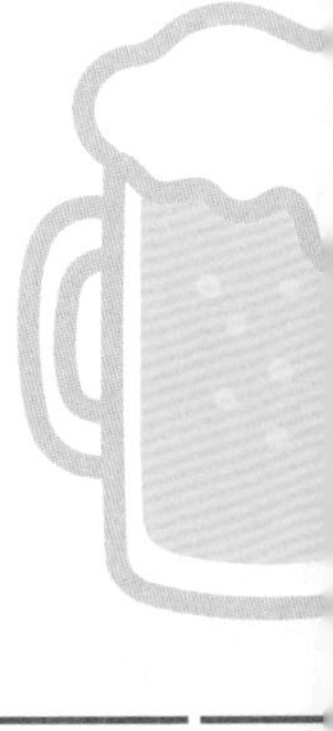

除了肝臟以外，也需留意的器官

咽喉

肝臟分解酒精時會產生高毒性的乙醛，而乙醛也會因唾液中的細菌而滋生。大量飲酒會使咽喉部位的乙醛增加，進而成為引發癌症的原因之一。

食道

和咽喉一樣，唾液中的的細菌會產生乙醛，並可能使食道粘膜癌化。其中又屬喝酒後容易臉紅的人風險特別高，因此請留意避免喝過頭。

大腸

飲酒量增加會導致罹患大腸癌的風險提高。國立癌症研究中心所發表的「癌症風險、預防原因 評價一覽」中，將飲酒評為致癌行為。

乳房

會喝酒的人，罹患乳癌的風險也會提高。女性荷爾蒙雌激素的刺激可能導致乳癌，而飲酒則會提高雌激素濃度。

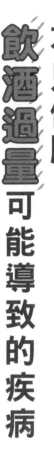

可能因喝酒導致罹患風險上升的疾病

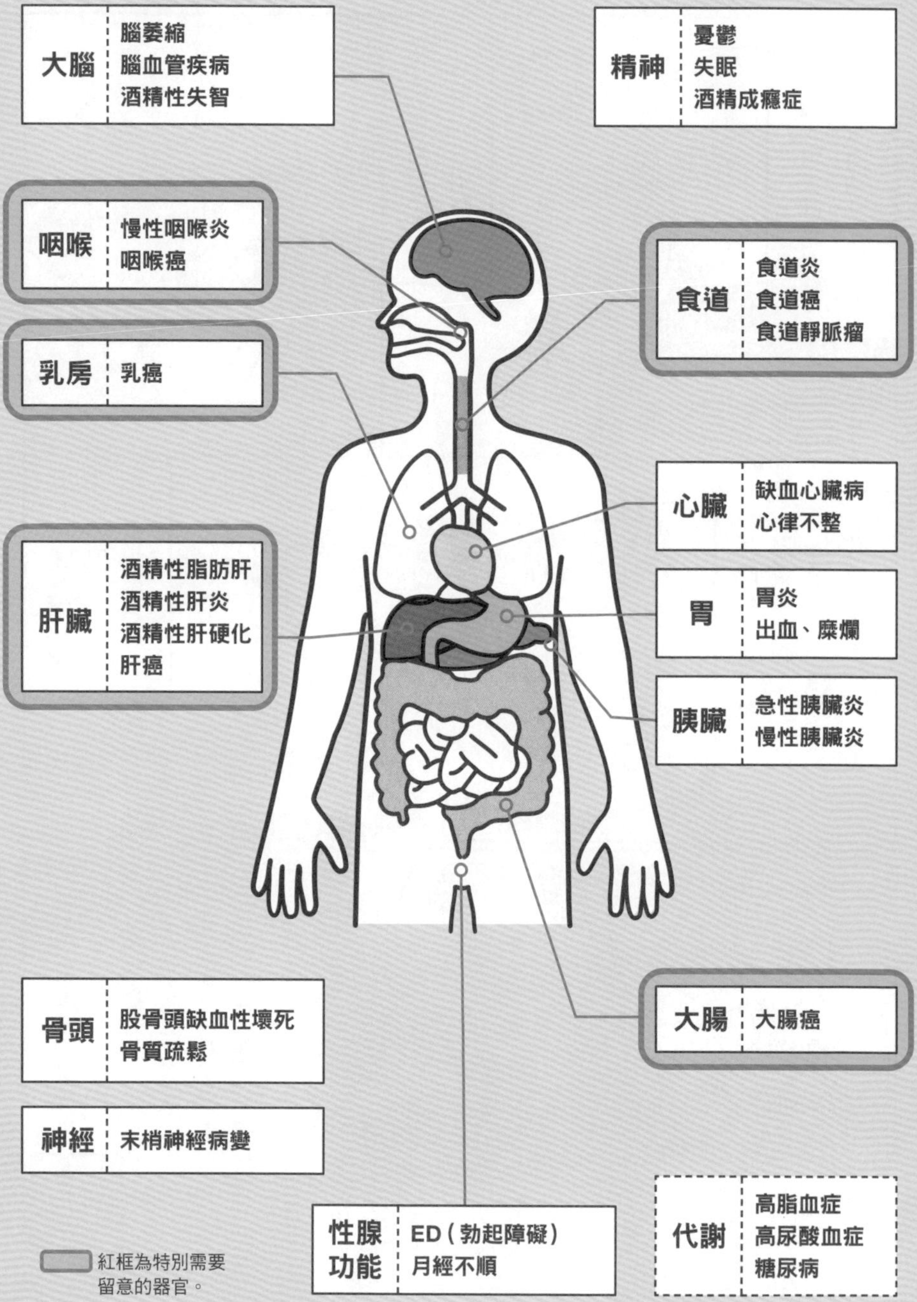
大腦
腦萎縮
腦血管疾病
酒精性失智
精神
憂鬱
失眠
酒精成癮症
咽喉
慢性咽喉炎
咽喉癌
食道
食道炎
食道癌
食道靜脈瘤
乳房
乳癌
心臟
缺血心臟病
心律不整
肝臟
酒精性脂肪肝
酒精性肝炎
酒精性肝硬化
肝癌
胃
胃炎
出血、糜爛
胰臟
急性胰臟炎
慢性胰臟炎
大腸
大腸癌
骨頭
股骨頭缺血性壞死
骨質疏鬆
神經
末梢神經病變
性腺功能
ED（勃起障礙）
月經不順
代謝
高脂血症
高尿酸血症
糖尿病
紅框為特別需要留意的器官。

05 γ-GT正常就能放心喝？

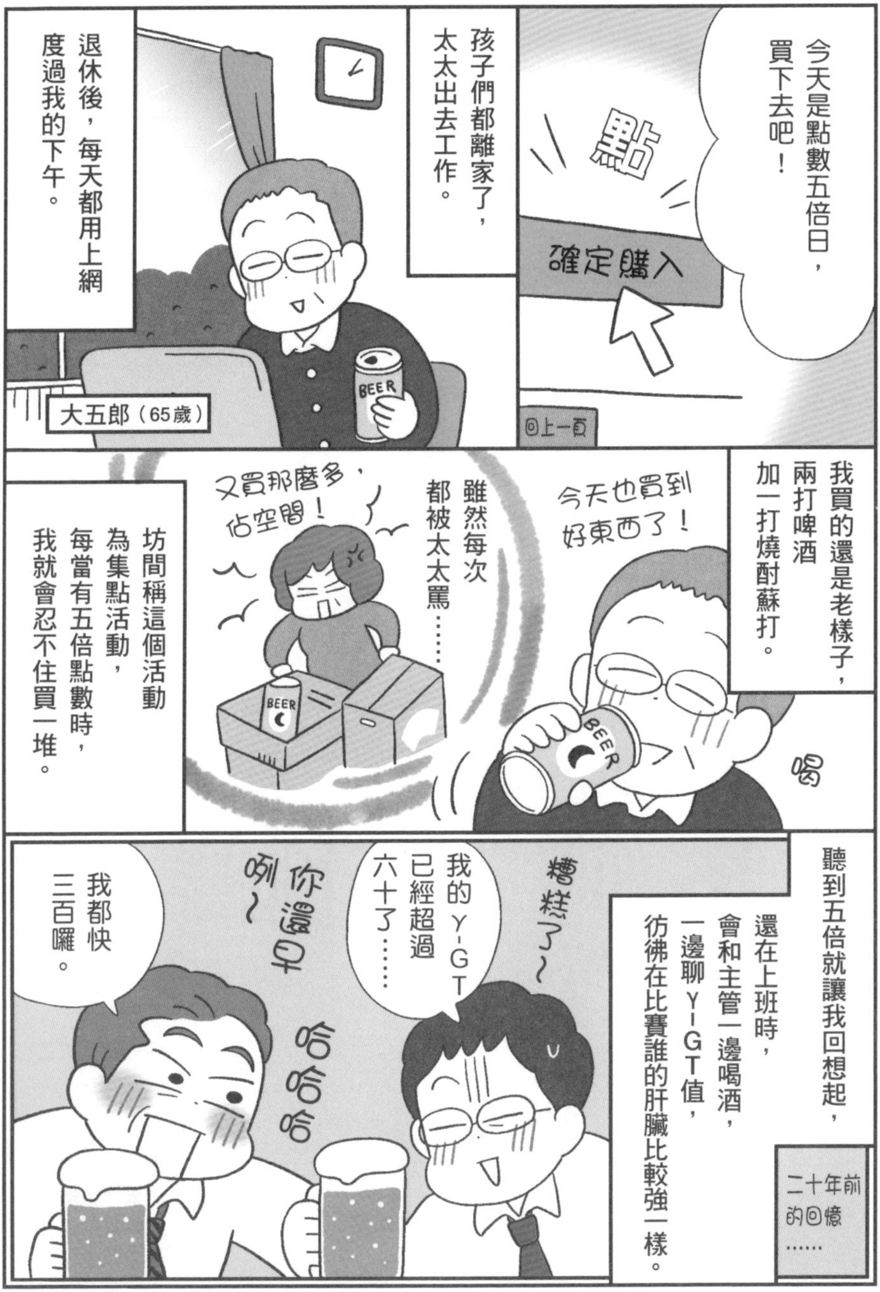
今天是點數五倍日，買下去吧！
點
確定購入
回上一頁
孩子們都離家了，太太出去工作。
退休後，每天都用上網度過我的下午。
BEER
大五郎（65歲）
我買的還是老樣子，兩打啤酒加一打燒酎蘇打。
今天也買到好東西了！
喝
BEER
雖然每次都被太太罵……
又買那麼多，佔空間！
BEER
坊間稱這個活動為集點活動，每當有五倍點數時，我就會忍不住買一堆。
聽到五倍就讓我回想起，還在上班時，會和主管一邊喝酒，一邊聊γ-GT值，彷彿在比賽誰的肝臟比較強一樣。
二十年前的回憶……
糟糕了～
我的γ-GT已經超過六十了……
你還早咧～
哈哈哈
我都快三百囉。

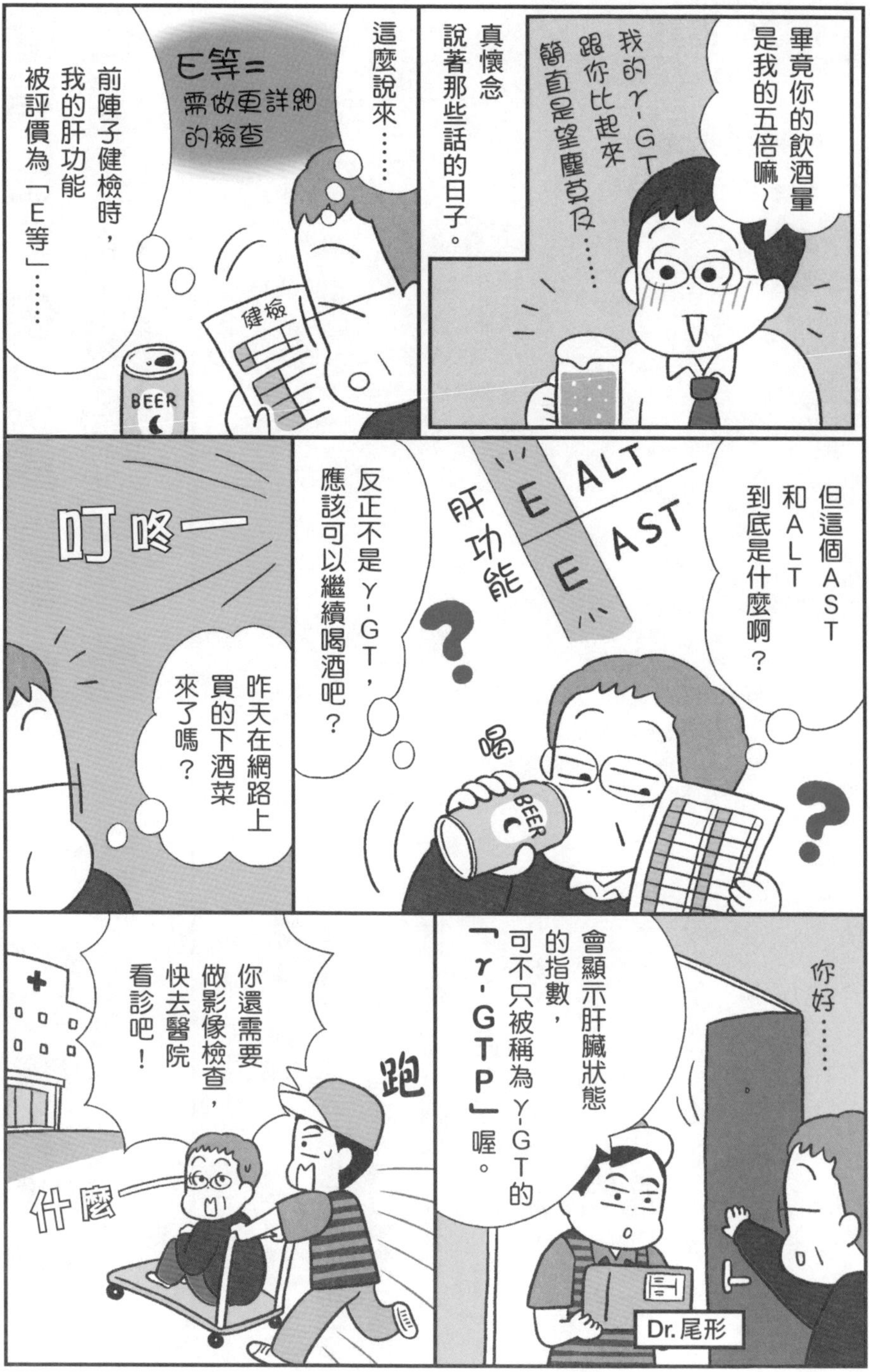
畢竟你的飲酒量是我的五倍嘛～
我的γ-GT跟你比起來簡直是望塵莫及……
真懷念說著那些話的日子。
這麼說來……
E等＝需做更詳細的檢查
前陣子健檢時，我的肝功能被評價為「E等」……
健檢
BEER
但這個AST和ALT到底是什麼啊？
肝功能
E ALT
E AST
反正不是γ-GT，應該可以繼續喝酒吧？
喝
BEER
叮咚——
昨天在網路上買的下酒菜來了嗎？
你好……
會顯示肝臟狀態的指數，可不只被稱為γ-GT的「γ-GTP」喔。
Dr.尾形
你還需要做影像檢查，快去醫院看診吧！
跑
什麼——

※γ-GTP值個體差異大，不一定能反映出絕對飲酒量。

能看出肝臟健康狀態的三個肝功能檢查項目

肝功能指數

當肝臟受到傷害，血液中會增加的**3**個酵素

AST（GOT）

標準值

30U/ℓ以下

AST（Aspartate Transaminase）除了肝細胞之外，也存在於肌肉細胞及紅血球中。比起ALT，AST的數量壓倒性的多。當數值超過標準值，很可能有急性或慢性肝炎。

ALT（GPT）

標準值

30U/ℓ以下

肝細胞中的ALT（Alanine Aminotransferase），比起AST，ALT更能反映出肝細胞問題。當數值超過標準值，很可能有急性或慢性肝炎。

目前還沒有以單一指標評斷肝臟健康狀態的方法。**因此會以健康檢查、血液檢查中的三個項目，進行綜合判斷。**

而其中愛酒人士最在意的，應是健檢結果中的**「γ-GTP」**。這是一種膽管細胞中富含的酵素，除了能在肝細胞中分解蛋白質，也與解毒功能息息相關。當膽管受到損傷，肝臟細胞中的γ-GTP量增加，就會流入血液，使血液中的數值上升。

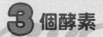

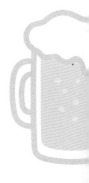

就算數值正常仍需留意

即便AST和ALT
都未滿30 U/ℓ

當AST < ALT時

患有**脂肪肝**的可能性很高

當γ-GTP指數高
卻沒有肝細胞問題時

患有**酒精性脂肪肝**的可能性很高

※患有非酒精性脂肪肝（P116）時，有時只有γ-GTP會上升。

脂肪肝的徵兆

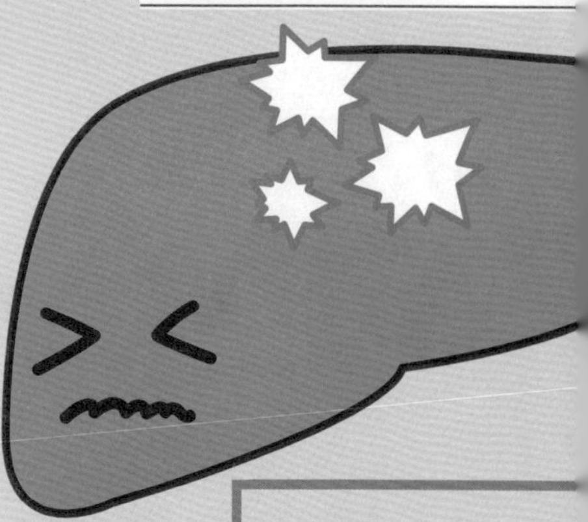

γ-GTP

標準值

男性	50 U/ℓ以下
女性	30 U/ℓ以下

當飲酒時，或著肝、膽管有問題時，γ-GTP（Gamma Glutamyl Transpeptidase）指數都會上升。

γ-GTP對酒精很敏感，即便肝沒有問題，只要飲酒量多，數值仍會變高。當數值超過100時，很可能表示有脂肪肝或膽道方面的疾病，請務必至醫療機構看診。

此外，**ALT、AST**的指數也不可掉以輕心。兩者皆與氨基酸的代謝有關，當肝臟細胞受到破壞，就會釋放到血液之中。

AST也存在於肌肉及紅血球中，但ALT主要存在於肝臟。因此**當ALT比AST高，肝臟很可能已經發生慢性問題。**

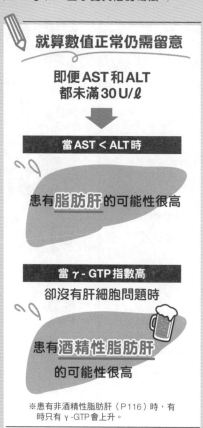

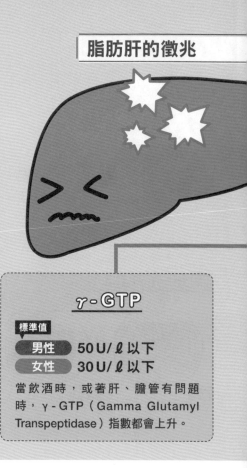

揪出脂肪肝，影像檢查不可或缺

檢查是否有脂肪肝的影像檢查

腹部超音波檢查

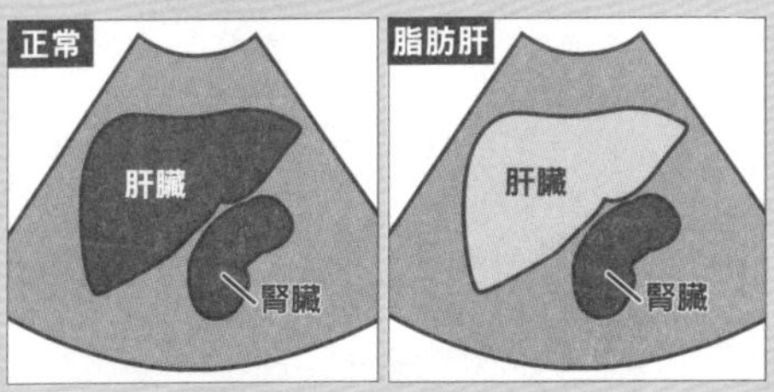

超音波照射到脂肪會反射，因此有脂肪肝問題的肝，照起來會比正常的肝要來得白。而不會堆積脂肪的腎臟是呈現黑色，因此可以利用對比來看出肝臟的脂肪化程度。

腹部電腦斷層檢查

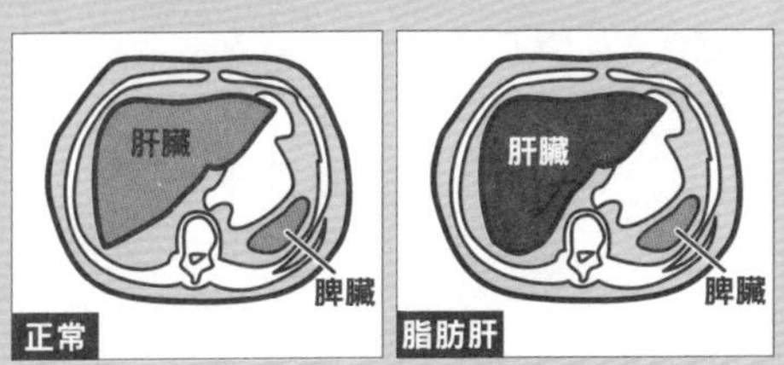

在電腦斷層影像中，肝臟脂肪化愈嚴重，會呈現愈黑的顏色。在比較肝臟和脾臟斷層照片的濃淡後，若脾臟較肝臟明亮（偏白），就有脂肪肝的疑慮。

血液檢查只能得知肝臟是否受到傷害，無法判定是否有脂肪肝。以正式的診斷來說，必須做採集肝臟組織的「肝臟切片」。但如此一來，便需要住院檢查，如此勞師動眾其實不太實際。

為了得知脂肪化的程度，一般會做腹部超音波檢查、腹部電腦斷層檢查、MRI檢查等影像檢查。當血液檢查的結果顯示需要做更精密的檢查，請務必前往設有肝臟專科的醫療機構就診。

別放過脂肪肝的徵兆！

也必須檢查鐵蛋白、血小板

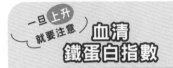

一旦上升就要注意

血清鐵蛋白指數

標準值：12～249.9ng/mℓ

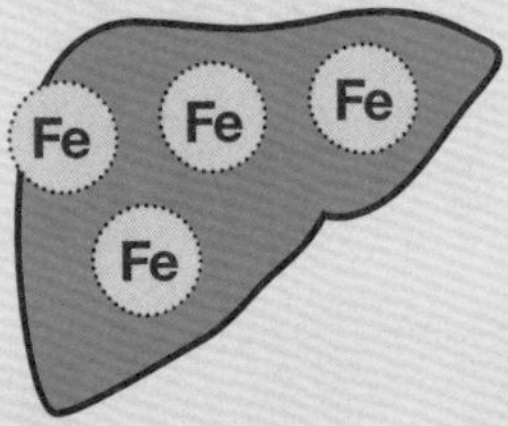

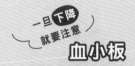

鐵蛋白是一種蛋白質，具有儲存鐵的功能。多分布於肝細胞及脾臟、骨髓等處。肝臟有問題時，細胞容易過度沉積鐵質，進而使鐵蛋白指數升高。

一旦下降就要注意

血小板

標準值：14萬～34萬/μℓ

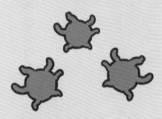

血小板為骨髓製造的一種血液成分，負責止血。當肝臟纖維化，流入肝臟的血液變少、流入脾臟的血液增加，讓愈來愈多血小板受到破壞，使指數下降。

除了檢查肝功能 也能透過其他項目看到脂肪肝的徵兆

除了肝功能檢查外，也能從「血清鐵蛋白」和「血小板」看出肝臟問題。血清鐵蛋白指數，是一項確認肝細胞是否因脂肪肝等原因而受到破壞的參考指標，當指數高於標準值，就必須留意。而血小板則是由骨髓的造血幹細胞所製造，最終被脾臟破壞。當肝臟開始纖維化，血小板就會隨著流入脾臟的血液增加而減少。

06 酒量好的人愛喝多少就能喝多少嗎？

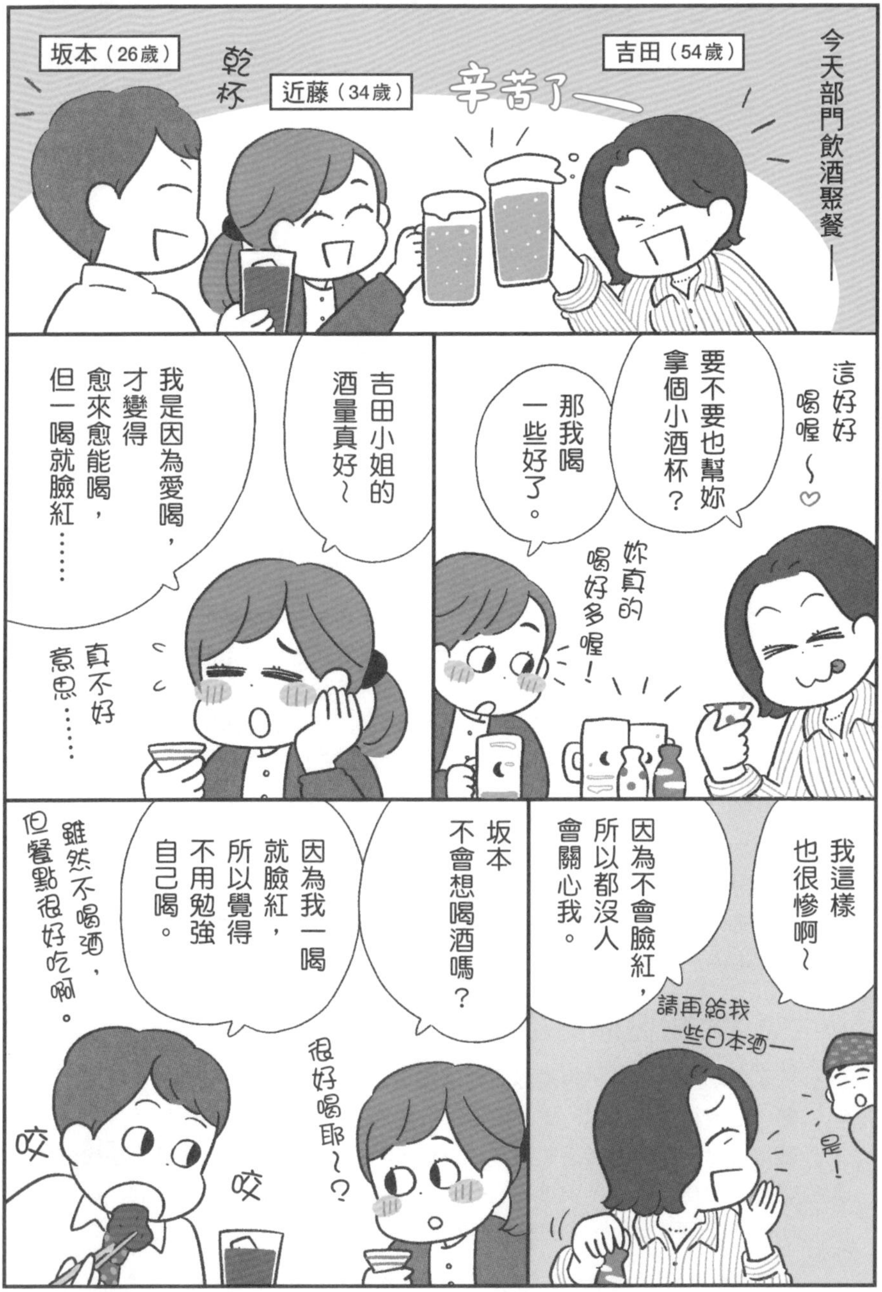

今天部門飲酒聚餐——
吉田（54歲）
辛苦了——
近藤（34歲）
乾杯
坂本（26歲）
這好好喝喔～♡
要不要也幫妳拿個小酒杯？
那我喝一些好了。
妳真的喝好多喔！
吉田小姐的酒量真好～
我是因為愛喝，才變得愈來愈能喝，但一喝就臉紅……
真不好意思……
我這樣也很慘啊～
因為不會臉紅，所以都沒人會關心我。
請再給我一些日本酒—
是！
坂本不會想喝酒嗎？
因為我一喝就臉紅，所以覺得不用勉強自己喝。
很好喝耶～？
雖然不喝酒，但餐點很好吃啊。
咬
咬

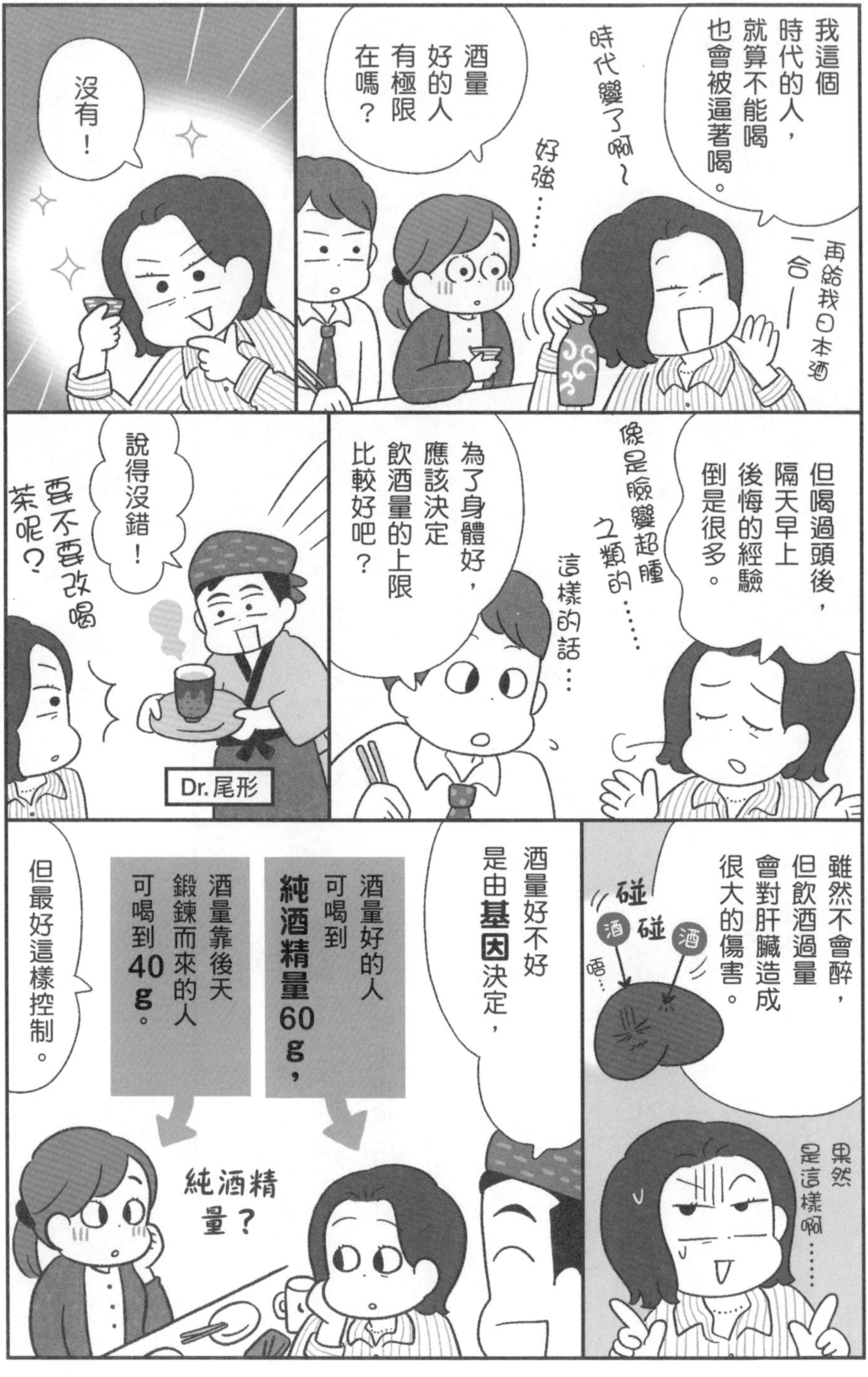
我這個時代的人，就算不能喝也會被逼著喝。
時代變了啊～
再給我日本酒一合——
好強……
酒量好的人有極限在嗎？
沒有！
但喝過頭後，隔天早上後悔的經驗倒是很多。
像是臉變超腫之類的……
這樣的話……
為了身體好，應該決定飲酒量的上限比較好吧？
說得沒錯！
要不要改喝茶呢？
Dr.尾形
雖然不會醉，但飲酒過量會對肝臟造成很大的傷害。
碰
碰
酒
酒
唔…
果然是這樣啊……
酒量好不好是由基因決定，
酒量好的人可喝到純酒精量60g，
酒量靠後天鍛鍊而來的人可喝到40g。
但最好這樣控制。
純酒精量？

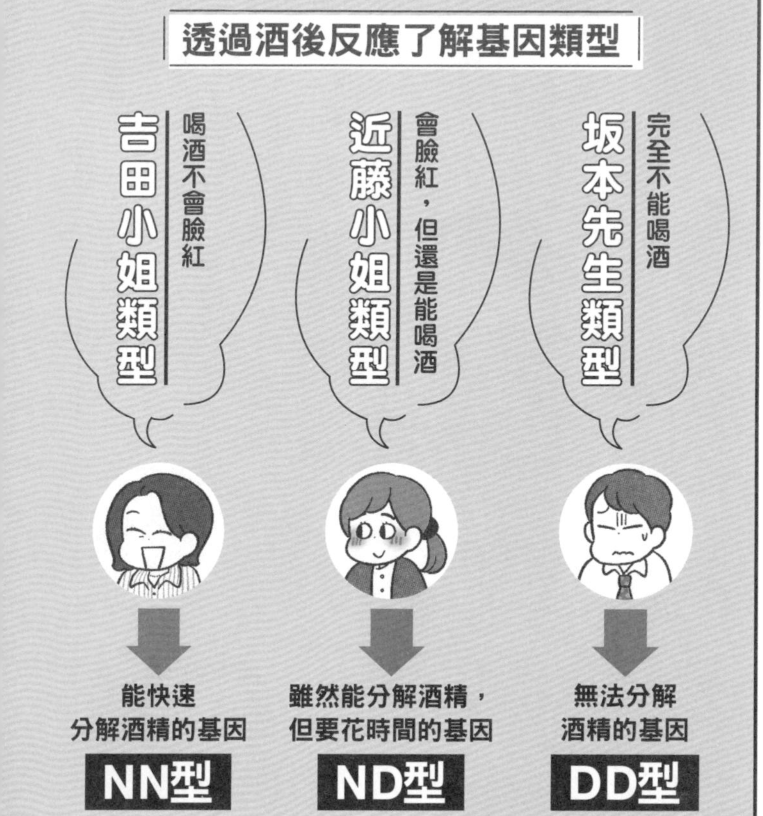

透過酒後反應了解基因類型
坂本先生類型
完全不能喝酒
近藤小姐類型
會臉紅，但還是能喝酒
吉田小姐類型
喝酒不會臉紅
無法分解酒精的基因
DD型
雖然能分解酒精，但要花時間的基因
ND型
能快速分解酒精的基因
NN型

酒量好壞，由基因決定

每個人處理酒精的能力各不相同。有些人喝酒後臉不會變紅，有些人雖然會臉紅卻還是能喝，也有人一喝酒就臉紅，且完全無法喝酒。之所以會有這些差距，是源於我們的基因。

由於我們會從父母身上各得到一套基因，因此產生**喝酒後不會臉紅的「NN型」；喝酒會臉紅，但還是能喝的「ND型」，以及完全無法喝酒的「DD型」三種類型。**

若將N理解為酒量好，D理解為酒

決定基因類型的酵素活性度

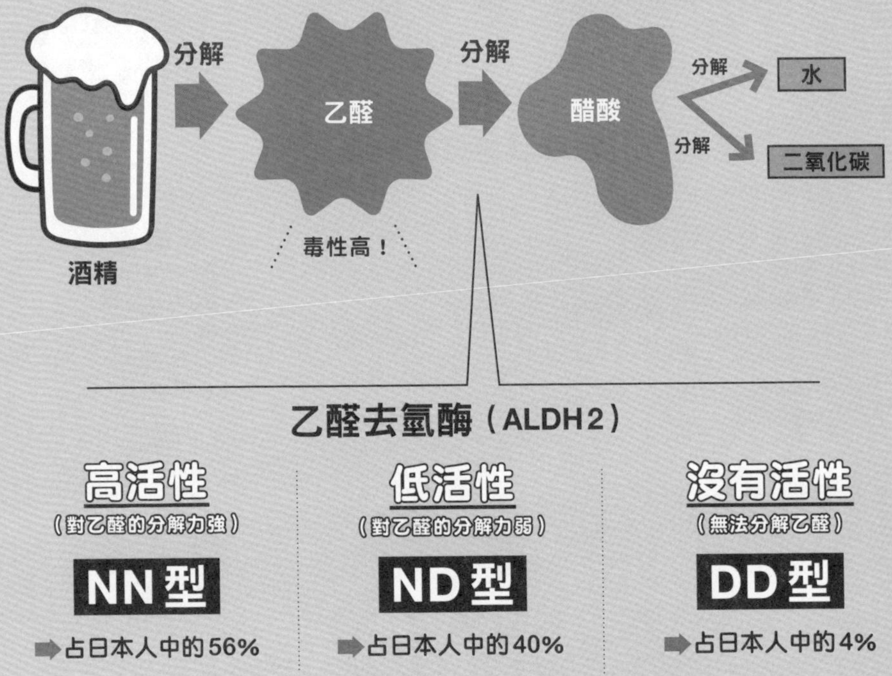
分解
乙醛
分解
醋酸
分解
水
分解
二氧化碳
毒性高！
酒精
乙醛去氫酶（ALDH2）
高活性
（對乙醛的分解力強）
NN型
占日本人中的56%
低活性
（對乙醛的分解力弱）
ND型
占日本人中的40%
沒有活性
（無法分解乙醛）
DD型
占日本人中的4%

出處：樋口進《アルコール臨床研究のフロントライン》（厚健出版）。

量差，應該比較容易理解。

這三種類型的差別，就在於**乙醛去氫酶（ALDH2）活性。這是因為，肝臟所分解出的乙醛，是由乙醛去氫酶負責代謝。**

ALDH2活性高的人屬於「NN型」，能迅速分解乙醛。因此酒後不會臉紅，也不會發生頭痛想吐的反應（酒精反應）。

ALDH2活性低（約為活性高者的十六分之一）的人屬於「ND型」。雖然會有酒精反應，還是具備分解功能，所以仍能喝酒。

ALDH2不具活性者屬「DD型」，完全無法喝酒若不知道基因種類而勉強喝酒，可能會引發急性酒精中毒，請務必留意。

酒量好更危險

九成的酒精成癮者都擁有好酒量

容易酒精成癮的程度

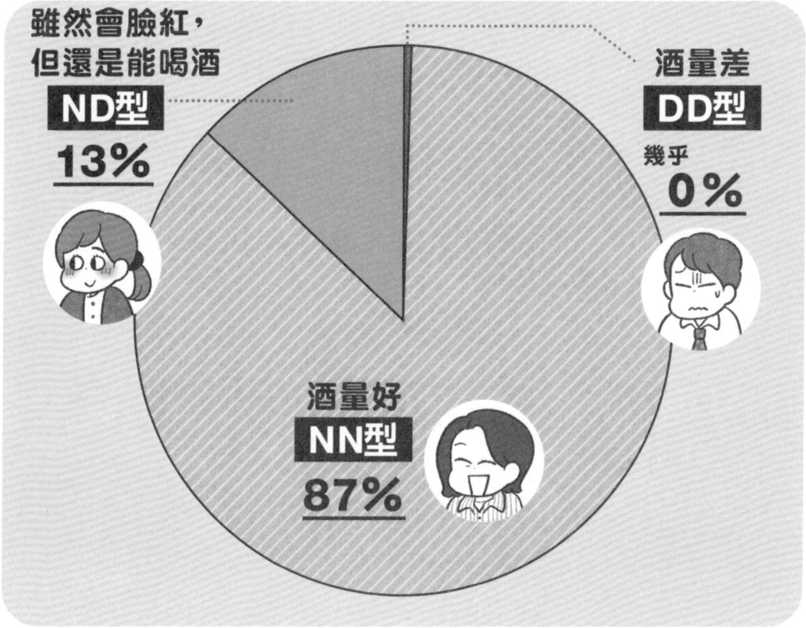
雖然會臉紅，
但還是能喝酒
ND型
13%
酒量差
DD型
幾乎
0%
酒量好
NN型
87%

出處：作者依照橫山顯所著《お酒を飲んで、がんになる人、ならない人》（星和書店）P136表8-1改寫。

「我酒量很好，所以沒問題！」正是酒精成癮症的開端

因某種機緣巧合而喝酒的人，開始每天喝酒。接著進展到沒喝就坐立難安，甚至發生沒喝就會手抖的戒斷症狀，就是所謂的「酒精成癮症」。酒精成癮者當中，87％都擁有酒量好的「NN型」基因。因為對好酒量自豪，而容易增加喝酒的量與頻率。

食道、咽喉癌風險高

喝酒容易臉紅者更容易罹患癌症

喝酒容易臉紅者更容易罹患癌症

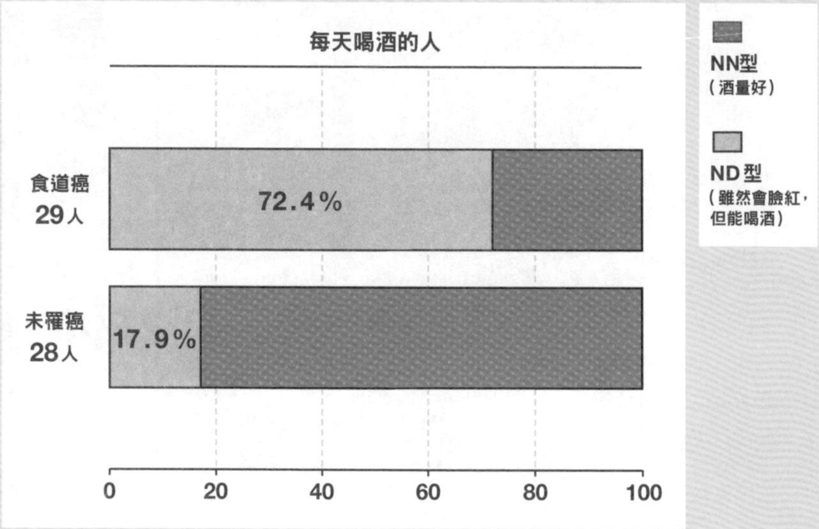

出處：A Yokoyama,et al. Cancer Epidemiol Biomarkers Prev. 1996:5(2):99-102.

對喝酒容易臉紅的人來說 大量飲酒會有危險

雖然會臉紅但卻能喝酒的人，分解乙醛的速度慢。除了肝癌之外，得到食道癌和咽喉癌的風險也相當高。上圖為食道癌患者的酒精分解基因類型比例，圖表顯示，在每天喝酒的人之中，比起酒量好的人（NN型），容易臉紅但能喝酒的人（ND型）罹患癌症風險較高。

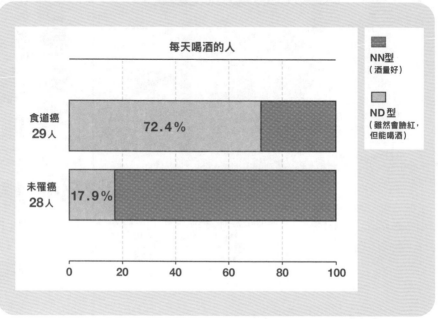

喝酒不臉紅者喝三杯以內，會臉紅者最多喝兩杯

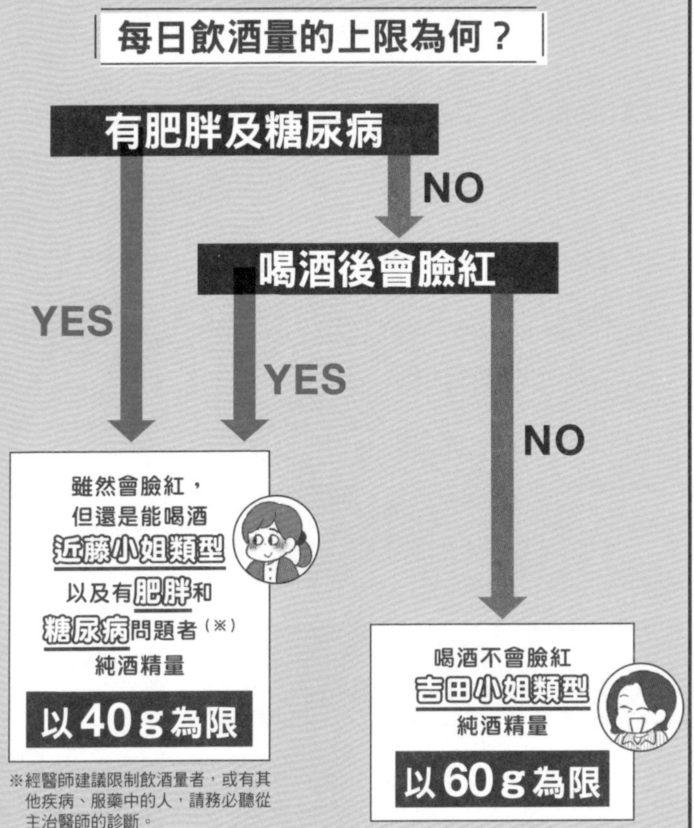

每日飲酒量的上限為何？
有肥胖及糖尿病
NO
YES
喝酒後會臉紅
YES
NO
雖然會臉紅，
但還是能喝酒
近藤小姐類型
以及有肥胖和
糖尿病問題者（※）
純酒精量
以40g為限
喝酒不會臉紅
吉田小姐類型
純酒精量
以60g為限

※經醫師建議限制飲酒量者，或有其他疾病、服藥中的人，請務必聽從主治醫師的診斷。

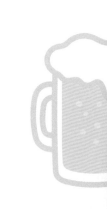

雖然前面已做出完全不喝酒對健康最有益的結論（P30），但對愛酒人士來說，要立刻戒酒其實並不容易。事實上，喝酒也有一些好處，因此我不打算立刻要求大家完全戒酒。

但是**為了盡可能避免提高危害健康的風險，應該設定每日飲酒量的上限。**

喝酒不會臉紅者，可以將上限定為純酒精量60g。

以啤酒來說就是3杯啤酒杯；

純酒精20g的推估酒量

※（ ）內的數值為酒精度數。

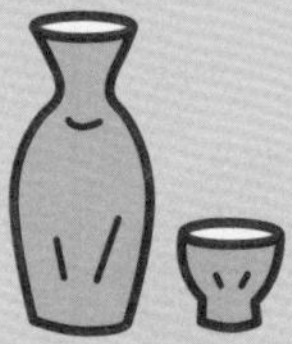

日本酒（15%）
170mℓ

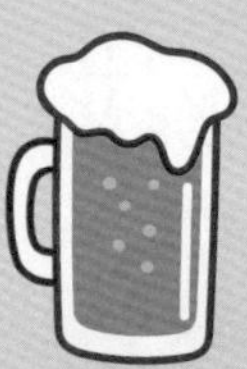

啤酒（5%）
500mℓ

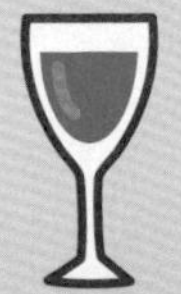

紅酒（12%）
200mℓ

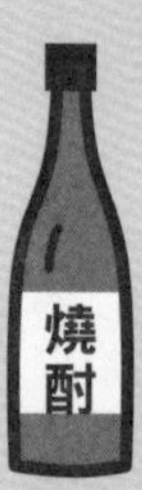

燒酎（25%）
100mℓ

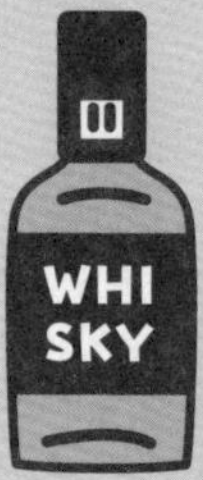

威士忌（48%）
50mℓ

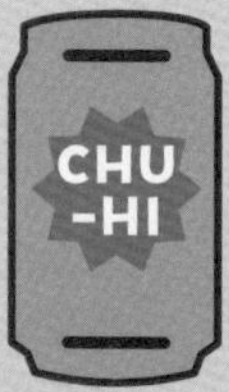

罐裝威士忌蘇打（7%）
350mℓ

純酒精量60g相當於……

- 啤酒……………………3杯啤酒杯
- 日本酒……………………………3合
- 紅酒……………………… 4～5杯
- 罐裝威士忌蘇打………… 3罐
- 燒酎　加冰塊……… 3～4杯

以日本酒來說則是3合，紅酒則是4～5杯。

而喝酒後會臉紅的人，酒精攝取上限則為純酒精量40g。雖然能喝，但有肥胖及糖尿病問題者，也請把純酒精量40g設為上限。

有件事希望大家不要誤會。設定上限並非鼓勵大家每天喝酒，而是提供一個減量的依據，提醒平時飲酒過量的人不要喝過頭。

而厚生勞動省的「健康日本21」計畫中，將適當的飲酒量定義為每日平均攝取20g純酒精。雖然能接近這個數字最為理想，但我希望大家可以試著依照自己的體質，先從遵守上限開始做起。

07 明知要戒酒……但不能喝酒真痛苦

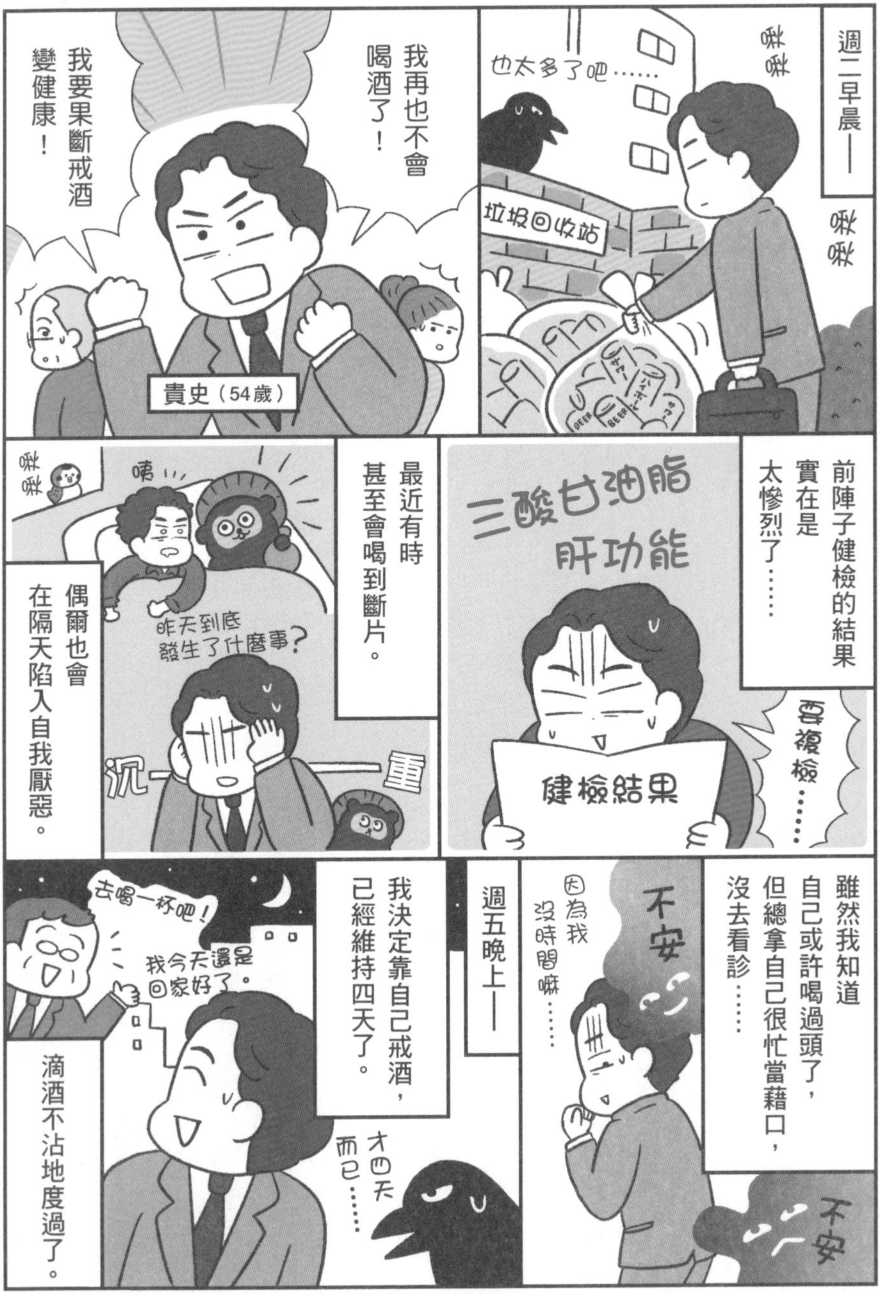
週二早晨——
啾啾
也太多了吧……
垃圾回收站
啾啾
我再也不會喝酒了！
我要果斷戒酒變健康！
貴史（54歲）
前陣子健檢的結果實在是太慘烈了……
三酸甘油脂
肝功能
要複檢……
健檢結果
最近有時甚至會喝到斷片。
啾啾
噴
昨天到底發生了什麼事？
沉——重
偶爾也會在隔天陷入自我厭惡。
雖然我知道自己或許喝過頭了，但總拿自己很忙當藉口，沒去看診……
因為我沒時間嘛……
不安
不安
週五晚上——
我決定靠自己戒酒，已經維持四天了。
去喝一杯吧！
我今天還是回家好了。
才四天而已……
滴酒不沾地度過了。

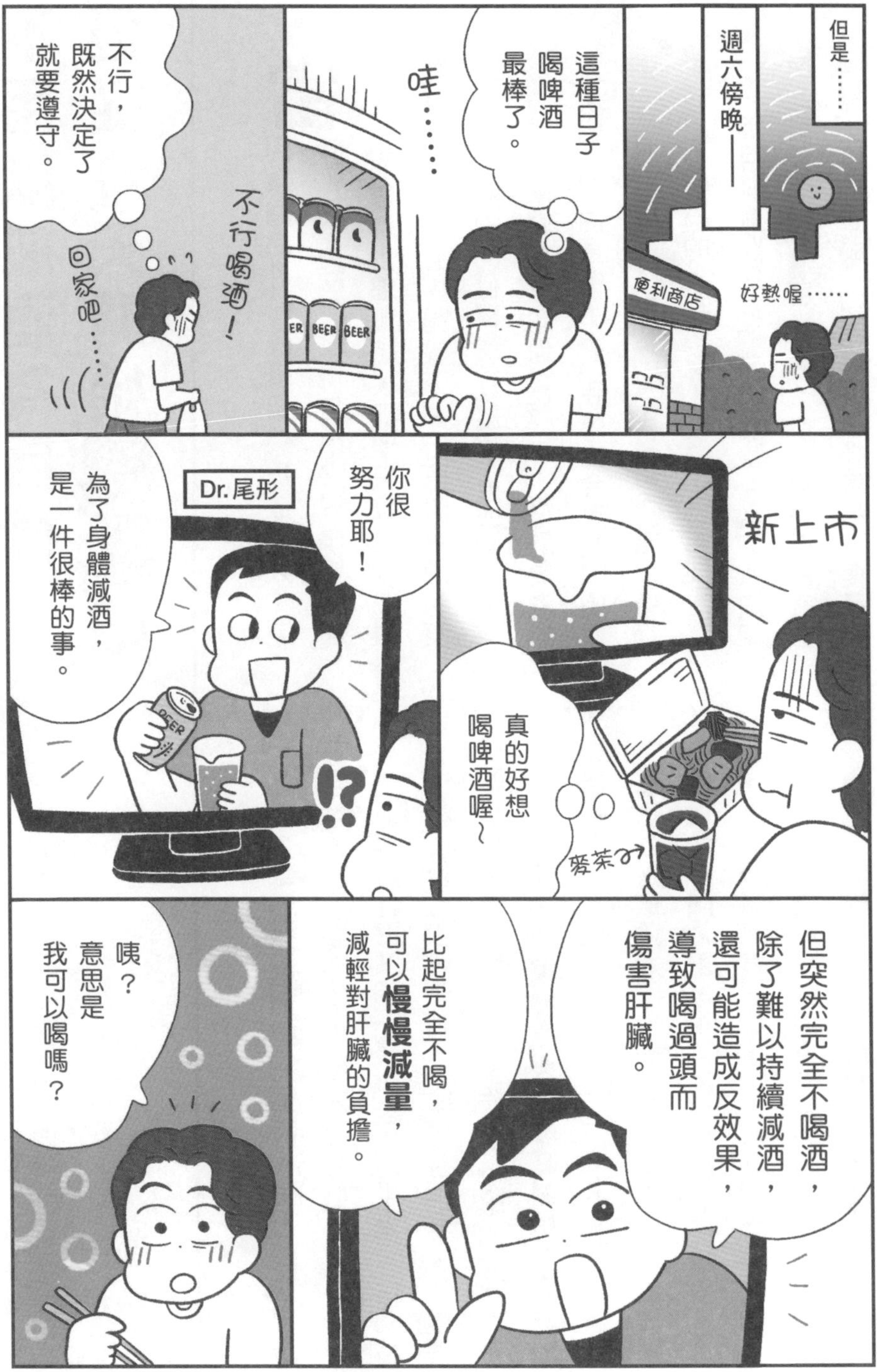
但是……
週六傍晚——
便利商店
好熱喔……
這種日子喝啤酒最棒了。
哇……
不行喝酒！
不行，既然決定了就要遵守。
回家吧……
新上市
真的好想喝啤酒喔～
麥茶
你很努力耶！
Dr.尾形
為了身體減酒，是一件很棒的事。
但突然完全不喝酒，除了難以持續減酒，還可能造成反效果，導致喝過頭而傷害肝臟。
比起完全不喝，可以**慢慢減量**，減輕對肝臟的負擔。
咦？意思是我可以喝嗎？

不用以戒酒為目標！但從今天開始減量吧

當因為脂肪肝、肝臟相關指數不好、肥胖、高血糖、發現自己喝過頭等種種原因，而想減少喝酒時，即便只以紙條簡單書寫，也請務必先記錄下「自己想減酒的原因」。因為明確的目標對於持續下去非常重要。

接下來就看要如何實踐了。但對愛酒的人來說，即便宣告了：「我要從今天起開始戒酒」，真的能一次成功的，應該也只有那些從未減肥失敗過的人吧。

而且其實突然戒酒非常危險。當突然決定要從某天開始滴酒不沾後，接下來的日子就必須無止境的忍耐，使得壓力不斷累積。要是突然因為某個契機而喝到酒時，很可能會出現「算了！」的想法，導致大量飲酒。

無論什麼事都一樣，若只設定黑、白兩種選擇，反而很難順利。設定灰色地帶，並慢慢往目標的方向前進，才是長久持續的祕訣。

因此，大家從今天起應該開始「減酒生活」。一天攝取60g（P46）以上的純酒精量者，就是飲酒過度。那麼，第一步應該**減掉純酒精20g的分量。**相當於一個啤酒杯或日本酒一合的分量。當達成後，再多減一些。就讓我們一邊慢慢減少飲酒量，一邊感受身體正向的變化，同時也開始**每週設定一天休肝日吧！**

完全戒酒及減酒的不同

將飲酒量減為零

完全戒酒

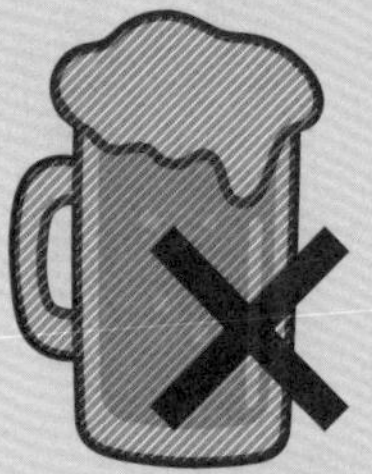

突然將飲酒量減為零

因反作用，導致大量飲酒

根本做不到

減少飲酒量

減酒

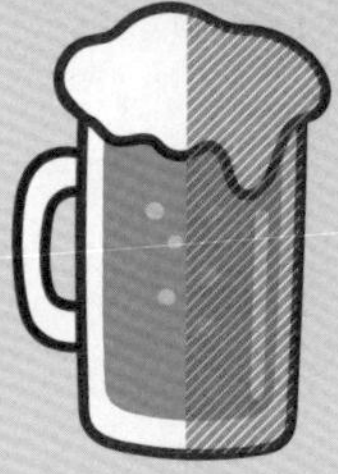

慢慢減少飲酒量

較有動力持續

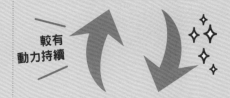

減酒為身體帶來好的變化

減酒生活從這裡開始

☑ 每日的純酒精攝取量減量 20g

日本酒 4合

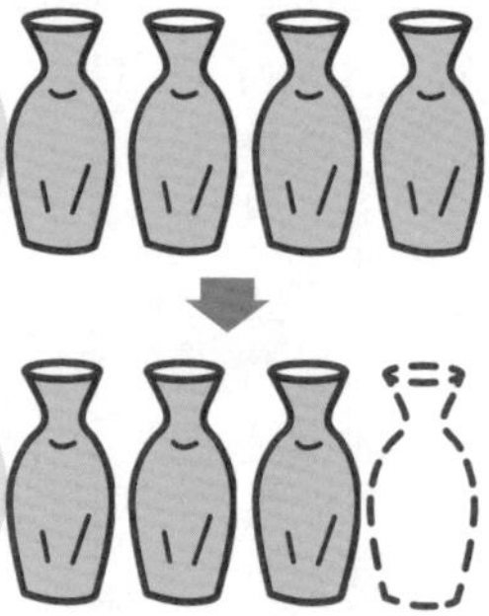

日本酒 3合

☑ 每週設定一天休肝日

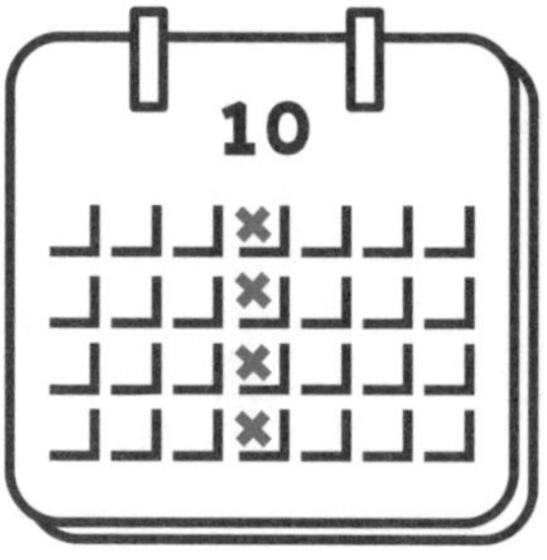

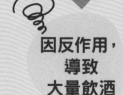

不只能改善肝指數！減酒的優點

減酒的好處
體重減輕
-5kg
起床時神清氣爽
變年輕、皮膚變好
存錢
¥

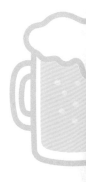

減酒生活其實不只有痛苦。除了肝指數會進步，也有機會帶來**減重的效果**。此外，許多減酒中的人都說自己**睡醒時會感到神清氣爽**。因為喝酒會導致睡眠品質下降，睡醒時還是覺得很累（P62）。

不僅如此，原本在代謝酒精時會產生使細胞老化的自由基。當減酒後，自由基變少，發揮**抗老效果**。肌膚的新陳代謝改善，也會產生**讓皮膚變好的效果**。此外，減少喝酒，自然也能**省下喝酒的費用**。

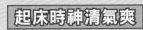

也能減輕慢性病的風險

減少傷害的思維

檢查自己每日的飲酒量與頻率

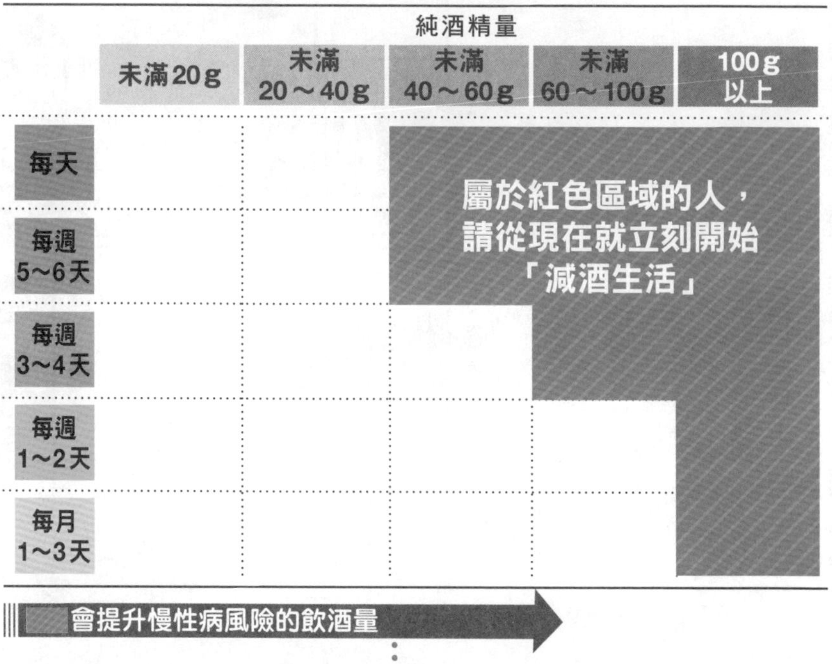
純酒精量
未滿20g
未滿 20～40g
未滿 40～60g
未滿 60～100g
100g 以上
飲酒頻率
每天
每週 5~6天
每週 3~4天
每週 1~2天
每月 1~3天
屬於紅色區域的人，
請從現在就立刻開始
「減酒生活」
會提升慢性病風險的飲酒量

從減輕酒帶來的傷害開始

在治療酒精成癮時，也會用到「減酒」的方法。在以前，一直是以「完全戒酒」為治療目的。但現在則認為先減少酒量、減少飲酒帶來的傷害也非常重要。是一種能一邊降低罹患慢性病風險，一邊降低對酒精依賴的方式。

08 明明決定只喝一杯……回過神已經續攤？

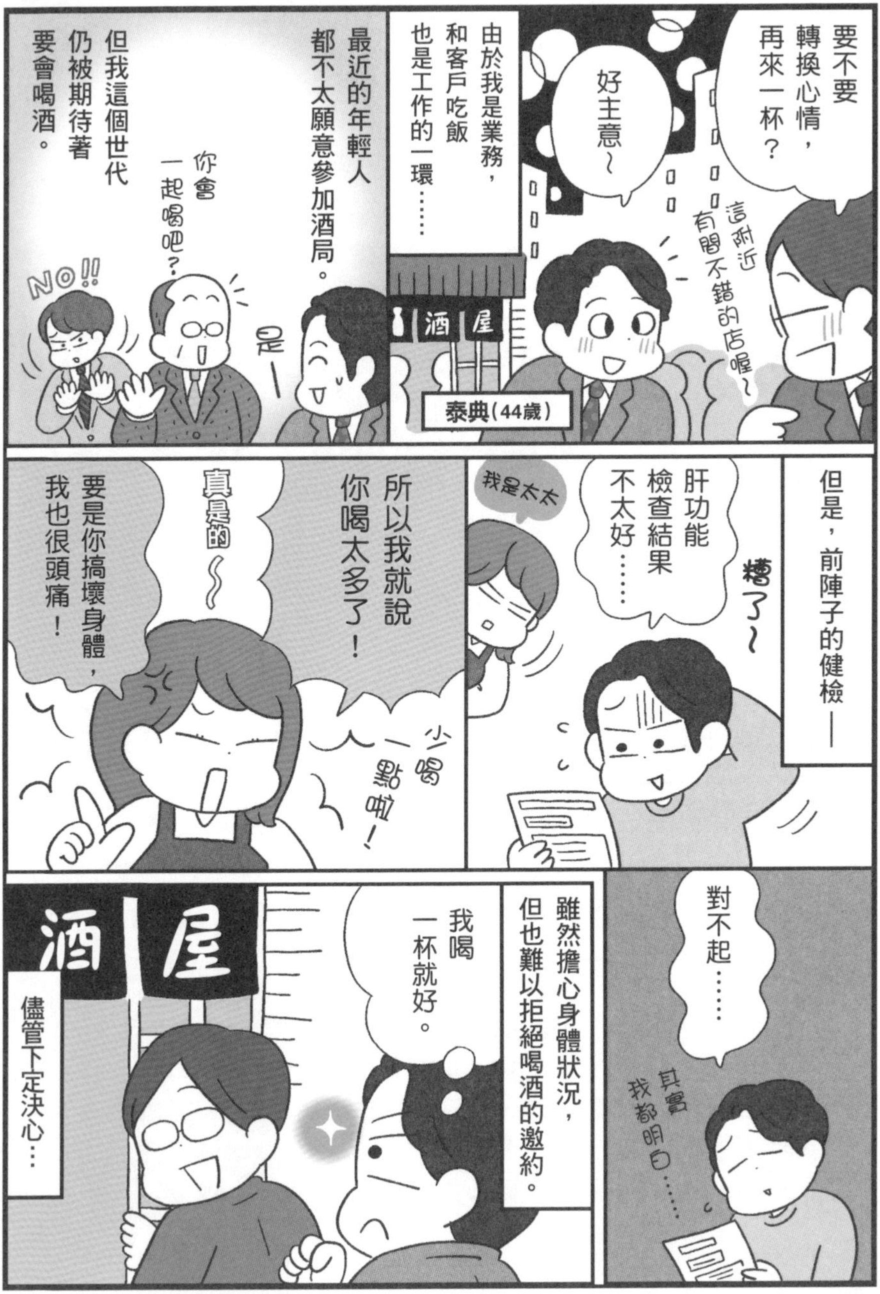

要不要轉換心情，再來一杯？
這附近有間不錯的店喔～
好主意～
酒屋
泰典（44歲）
由於我是業務，和客戶吃飯也是工作的一環……
最近的年輕人都不太願意參加酒局。
你會一起喝吧？
是—
NO!!
但我這個世代仍被期待著要會喝酒。
但是，前陣子的健檢—
肝功能檢查結果不太好……
糟了～
我是太太
所以我就說你喝太多了！
真是的～
要是你搞壞身體，我也很頭痛！
少喝一點啦！
對不起……
其實我都明白……
雖然擔心身體狀況，但也難以拒絕喝酒的邀約。
我喝一杯就好。
酒屋
儘管下定決心…

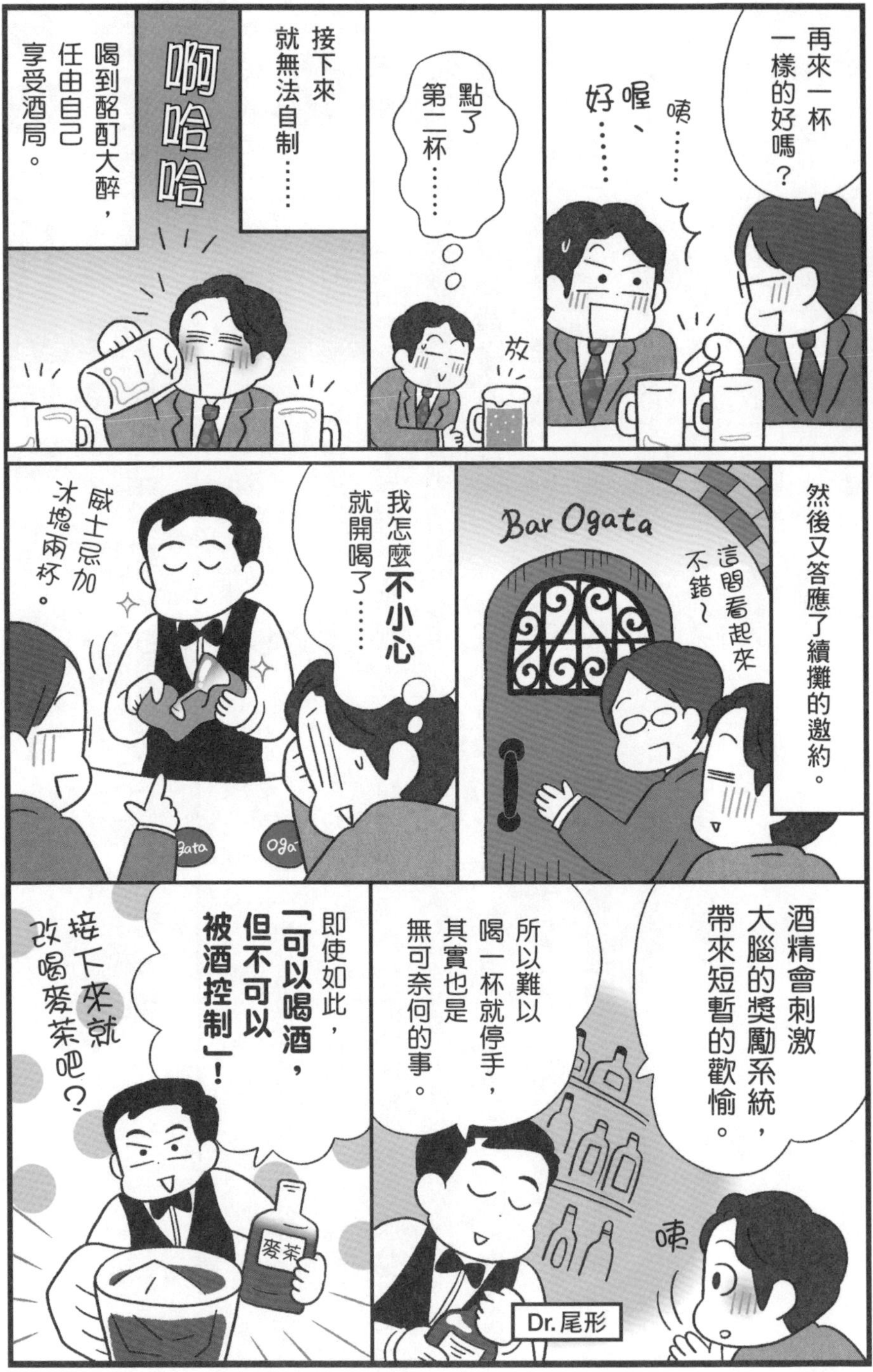
再來一杯一樣的好嗎？
咦……
喔、好……
點了第二杯……
放
接下來就無法自制……
啊哈哈
喝到酩酊大醉，任由自己享受酒局。
然後又答應了續攤的邀約。
Bar Ogata
這間看起來不錯～
我怎麼不小心就開喝了……
威士忌加冰塊兩杯。
Ogata
Oga
酒精會刺激大腦的獎勵系統，帶來短暫的歡愉。
所以難以喝一杯就停手，其實也是無可奈何的事。
咦
Dr.尾形
即使如此，「可以喝酒，但不可以被酒控制」！
接下來就改喝麥茶吧？
麥茶

無法一杯就停手，是因為**酒會讓大腦充滿幸福感**

你是否曾有過想減酒，但喝完一杯後，卻開始失控的經驗呢？你或許也曾在喝了酒之後感到後悔不已，情緒低落。但其實這種狀況與**意志力的強弱無關。而是酒精對大腦來說，是一種會給予幸福感的存在。**

其中關鍵在於一種大腦中的物質「多巴胺」。多巴胺是一種存在於中樞神經系統中的神經傳導物質，也是一種能為我們帶來精神、幹勁，和幸福的快樂物質。由於酒精容易刺激大腦的獎勵系統，進而釋放出多巴胺，因此大腦會記住喝酒與幸福之間的連結。透過反覆喝酒，這種記憶就會更深刻地刻畫進腦中。

如此一來，就算沒有喝醉，只要想到「今天要喝酒！」，大腦就會反射性地釋放出多巴胺。這就是為什麼即便我們下定決心只喝一杯，卻仍會輕易打破諾言的原因。

事實上，酒精這種獎勵對大腦來說相當有魅力，也容易使我們成癮。根據動物實驗可以發現，**酒精的成癮性，與嗎啡、安非他命（毒品）、古柯鹼等違法藥物旗鼓相當。**所以我們必須想辦法騙過大腦，漸漸減量。

喝酒會增加大腦中的快樂物質

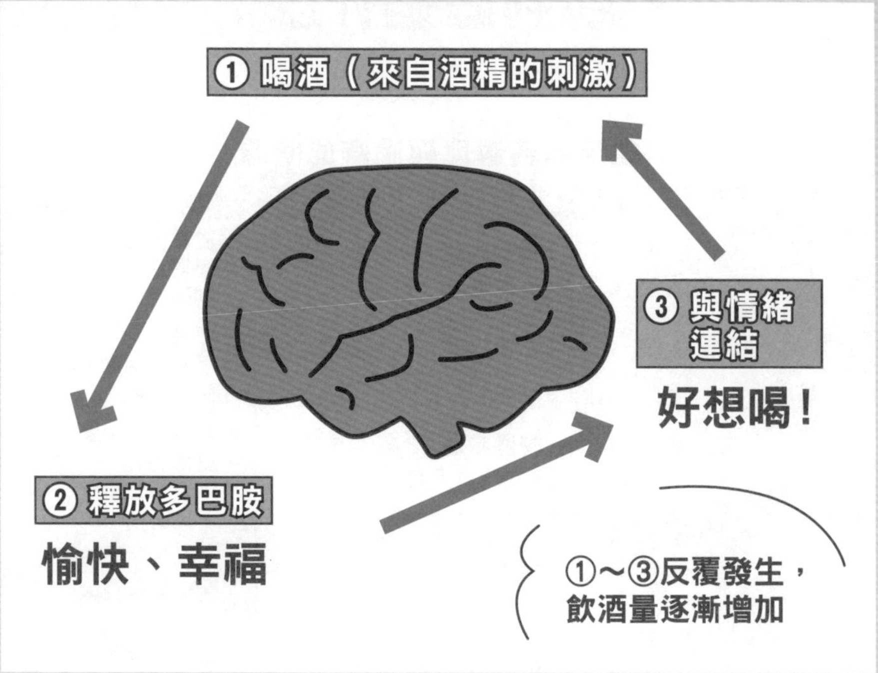
① 喝酒（來自酒精的刺激）
② 釋放多巴胺
愉快、幸福
③ 與情緒連結
好想喝！
①～③反覆發生，
飲酒量逐漸增加

酒與違法藥物一樣容易上癮

	藥物名	實驗動物在得到該成分前，按把手的次數
合法	生理食鹽水	0次
合法	尼古丁	800～1600次
合法	地西泮（抗焦慮藥）	950～3200次
合法	酒精	1600～6400次
違法	嗎啡	1600～6400次
違法	安非他命（毒品）	2690～4530次
違法	古柯鹼	6400～12800次

出處：柳田知司等，吸菸科學研究財團研究年報。1991：431-435.

麻痺腦神經

喝醉到底是什麼？

血液酒精濃度與喝醉的狀態

	血液酒精濃度	飲酒量	喝醉的狀態
愉快期	0.02～0.04%	[啤酒中瓶]～1瓶 [日本酒]～1合	＊皮膚變紅 ＊變得活潑 ＊判斷力變遲鈍
微醺期	0.05～0.10%	[啤酒中瓶] 1～2瓶 [日本酒] 1～2合	＊微醺 ＊手勢變活潑 ＊失去理性
酩酊初期	0.11～0.15%	[啤酒中瓶] 3瓶 [日本酒] 3合	＊變得不拘小節 ＊變得易怒 ＊站立時會暈眩
酩酊期	0.16～0.30%	[啤酒中瓶] 4～6瓶 [日本酒] 4～6合	＊步伐不穩 ＊不斷說相同的話 ＊噁心想吐
爛醉期	0.31～0.40%	[啤酒中瓶] 7～10瓶 [日本酒] 7合～1升	＊無法好好站立 ＊意識不清楚 ＊發言怪異
昏睡期	0.41～0.50%	[啤酒中瓶] 超過10瓶 [日本酒] 超過1升	＊搖不醒 ＊呼吸抑制 ＊死亡

※以上飲酒量指單種酒類的量，而非合計量。
出處：依據（公社）酒精健康醫學協會「酒與健康 飲酒的基礎知識」製作。

變得不拘小節
是因為合乎常理的思考模式停止運作

當喝完酒後心情變好，整個人變得飄飄然，進入喝醉的狀態。雖說喝醉也有分等級，但只要是酒精，就會讓掌管我們合理思考的大腦新皮質受到抑制。喝醉後之所以會開始說些平時不會說的話，或變得不拘小節，都是出自這個原因。血液中的酒精濃度愈高，就會對大腦造成愈大的影響，感覺也會變得更遲鈍。

竟然酒駕

酒精排出體外所需的時間

飲酒量與代謝、分解時間

純酒精量20g
（→P.47）

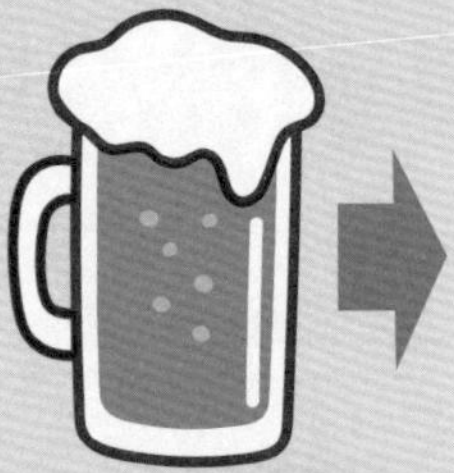

啤酒（5%）
500mℓ

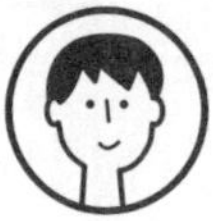

男性 約3小時

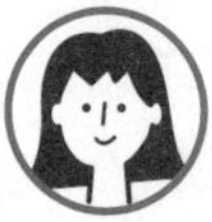

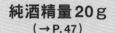

女性 約4小時

※體重以男性70kg／女性55kg計算。

例如

中杯啤酒2杯＋日本酒1合→純酒精量60g

男性9小時　女性12小時

※由於睡眠中代謝、分解酒精速度較慢，可能花費超過以上時間。

即便睡一～兩個小時 酒精還是在體內無法排出

不用說，我們當然不可以酒駕。但即便小睡過後，還是可能構成酒後開車。酒駕的標準為吐氣中所含酒精濃度達每1ℓ達0.15mg以上。一般而言，每小時可分解的純酒精量（g）為體重（kg）×0.1左右。男性需要三小時，女性則需要四小時左右才能分解掉20g的純酒精。

09 因失眠而沉迷酒精……

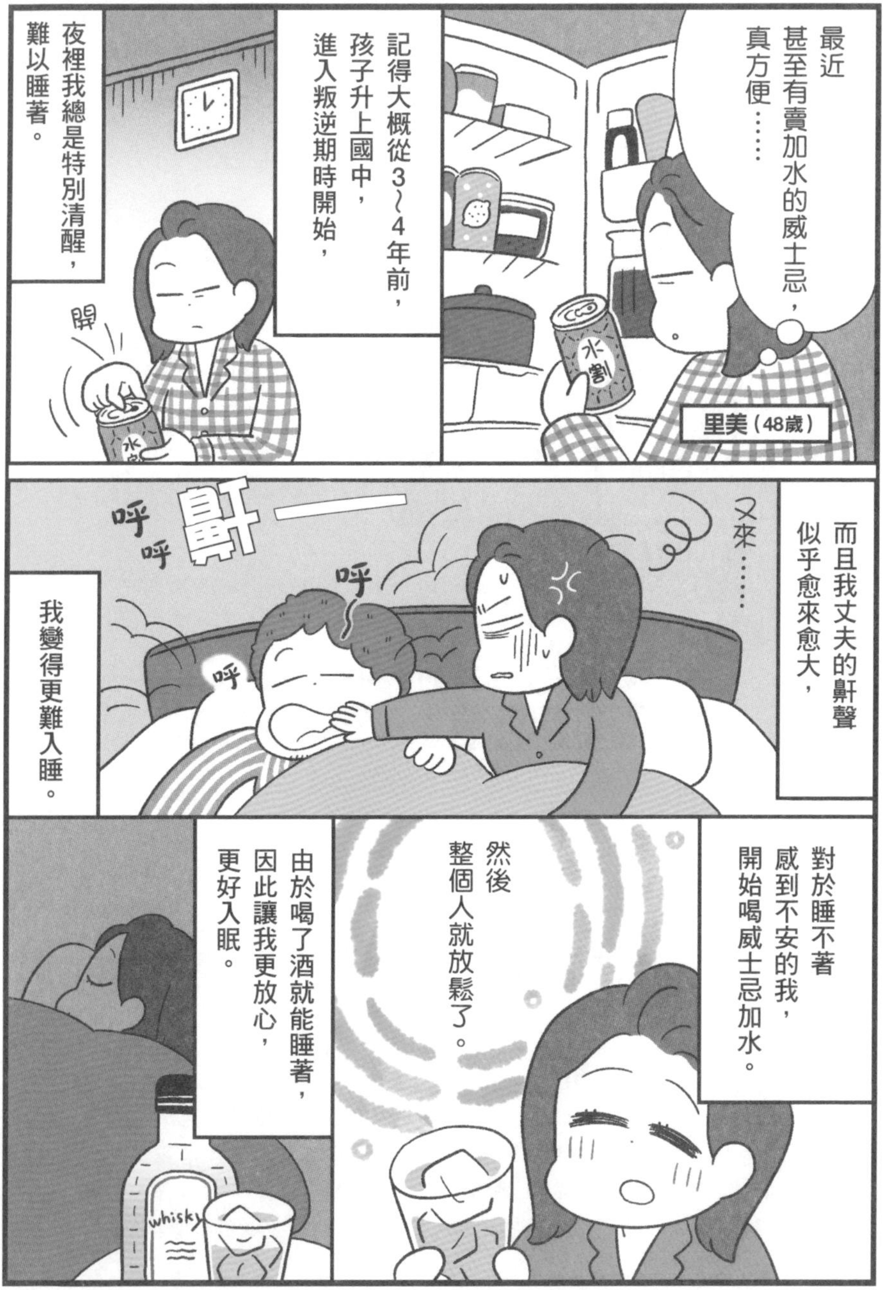
最近
甚至有賣加水的威士忌，
真方便……
水割
里美（48歲）
記得大概從3～4年前，
孩子升上國中，
進入叛逆期時開始，
夜裡我總是特別清醒，
難以睡著。
開
而且我丈夫的鼾聲
似乎愈來愈大，
又來……
呼呼 鼾——
呼
呼
我變得更難入睡。
對於睡不著
感到不安的我，
開始喝威士忌加水。
然後
整個人就放鬆了。
由於喝了酒就能睡著，
因此讓我更放心，
更好入眠。
whisky

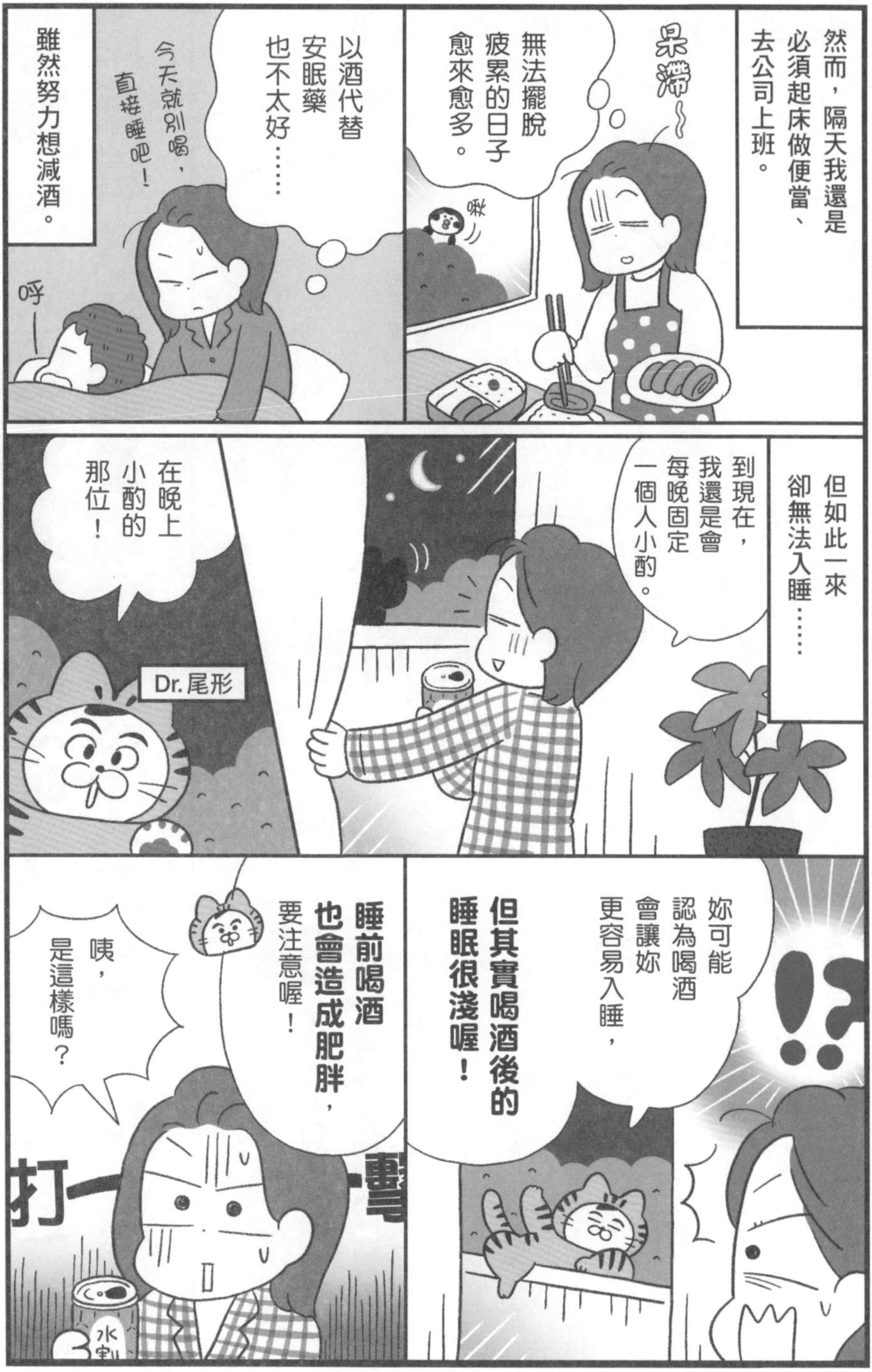
然而，隔天我還是必須起床做便當、去公司上班。
呆滯～
無法擺脫疲累的日子愈來愈多。
啾
以酒代替安眠藥也不太好……
今天就別喝，直接睡吧！
雖然努力想減酒。
呼—
但如此一來卻無法入睡……
到現在，我還是會每晚固定一個人小酌。
在晚上小酌的那位！
Dr. 尾形
!?
妳可能認為喝酒會讓妳更容易入睡，
但其實喝酒後的睡眠很淺喔！
睡前喝酒也會造成肥胖，要注意喔！
咦，是這樣嗎？

睡前酒將讓你無法熟睡！

還會導致飲酒量增加，陷入惡性循環

「睡前酒」這個名詞變得普及，確實有人的睡眠與酒精分不開。但**一旦養成睡前酒的習慣，就會使睡眠品質下降。**

酒精具有鎮靜效果，能縮短進入睡眠的時間。雖然感覺是酒精令人產生睡意，但其實喝酒反而會讓後半段睡眠變淺。且酒的利尿作用，會讓人想上廁所而醒來。

當養成喝睡前酒的習慣，就會對酒產生耐受度，也可能因此導致酒量增加。

睡前酒與失眠的惡性循環

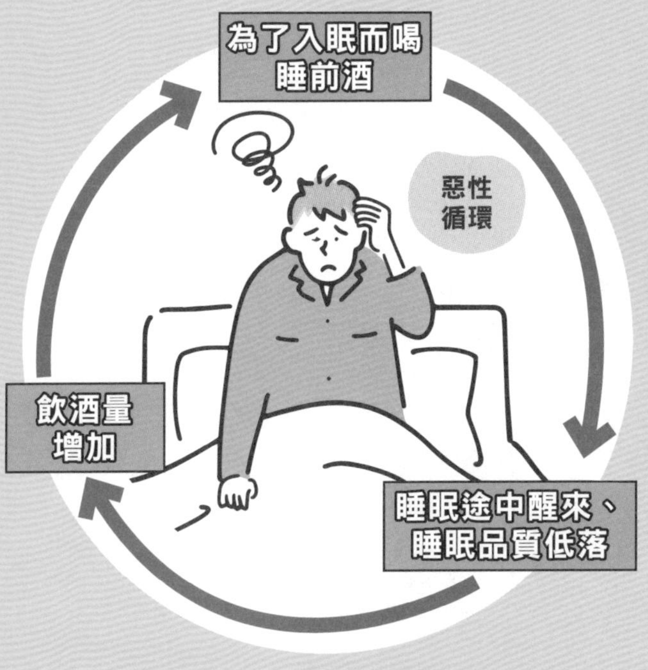
為了入眠而喝
睡前酒
惡性
循環
睡眠途中醒來、
睡眠品質低落
飲酒量
增加

睡眠時分解酒精的速度比清醒時慢，所以也容易堆積脂肪

睡眠時和起床時的酒精分解比較

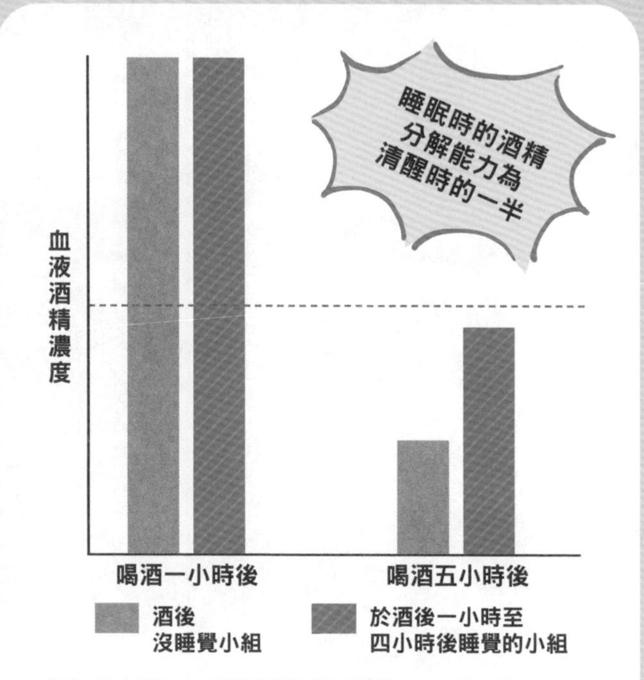
睡眠時的酒精
分解能力為
清醒時的一半
血液酒精濃度
喝酒一小時後
喝酒五小時後
酒後
沒睡覺小組
於酒後一小時至
四小時後睡覺的小組

出處：松本博志、日本酒精與藥物醫學會雜誌。2011;第46卷:146-156.

在睡眠中，分解酒精的速度也會變慢。由於比起脂肪，肝臟會優先分解酒精（P25），因此**當體內有酒精時，脂肪就不會被轉換為能量，進而容易堆積。**

有一項研究分別針對酒後不睡覺的小組，及酒後一小時至四小時後睡覺的小組，做了血液中酒精濃度的調查。報告顯示，酒後睡覺的小組體內所殘留的酒精，為酒後沒睡覺小組的兩倍左右（上圖）。

失眠和容易沉迷於酒精，都源自於認真的個性

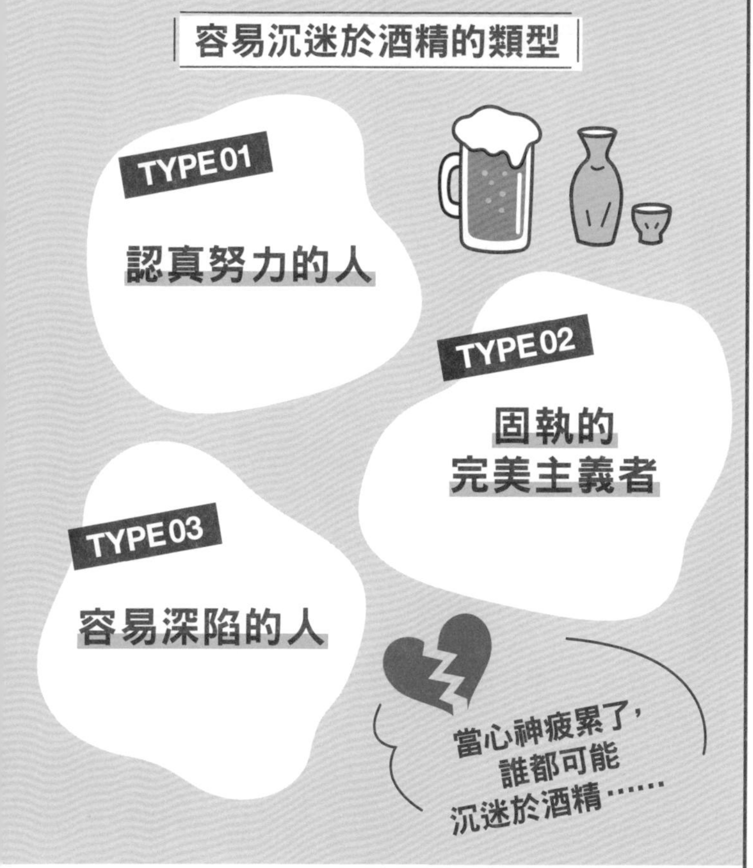
容易沉迷於酒精的類型
TYPE 01
認真努力的人
TYPE 02
固執的
完美主義者
TYPE 03
容易深陷的人
當心神疲累了，
誰都可能
沉迷於酒精……

我一直認為失眠的人和沉迷酒精的人，有一個共通點。雖然我們往往會認為沉迷酒精的人比較散漫，但其實也有許多反例。

愈是認真努力的人，愈容易身心疲累。明明感到疲累，卻無法入睡，因此更依賴酒精。也可以說善良的人和乖乖牌更容易感到疲累。

除此之外，固執、完美主義的人與容易深陷的人，也需要多留意。不過當壓力大，感到疲累時，誰都可能沉迷於酒精。

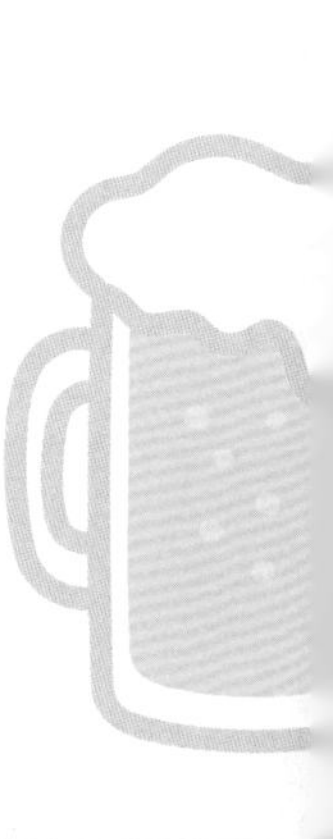

和災害太多有關？

許多日本人擁有「不安的基因」

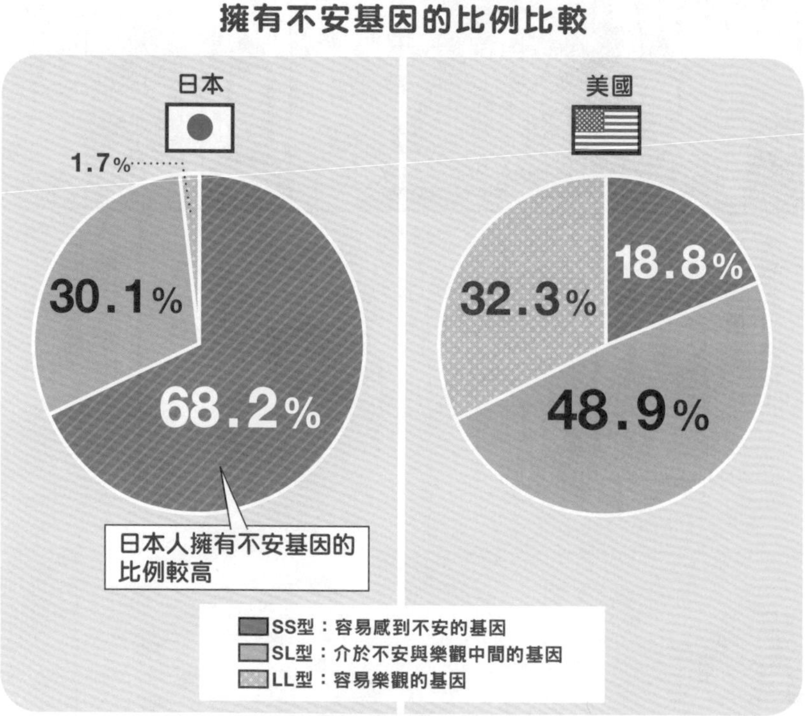
擁有不安基因的比例比較
日本
1.7%
30.1%
68.2%
日本人擁有不安基因的比例較高
美國
18.8%
32.3%
48.9%
SS型：容易感到不安的基因
SL型：介於不安與樂觀中間的基因
LL型：容易樂觀的基因

出處：K P Lesch,et al. Science. 1996; 274 (5292) :1527-1531. / T Nakamura,et al. Am J Med Genet. 1997;74 (5) :544-545.

七成日本人 擁有容易感到不安的基因

據說許多日本人都有睡前喝酒的習慣。雖然無法找出確切的原因，但也可能是受到大部分日本人所擁有的基因所影響。雖然血清素轉運體基因會讓人較為樂觀，但高比例的日本人，卻擁有使血清素難以發揮效用的不安基因（SS型）。而這與島國災害多的國情可能也有關聯。

※Constantin R Soldatos,et al. Sleep Med. 2005:6 (1) :5-13.

10 健身後來杯啤酒是最幸福的時光！？

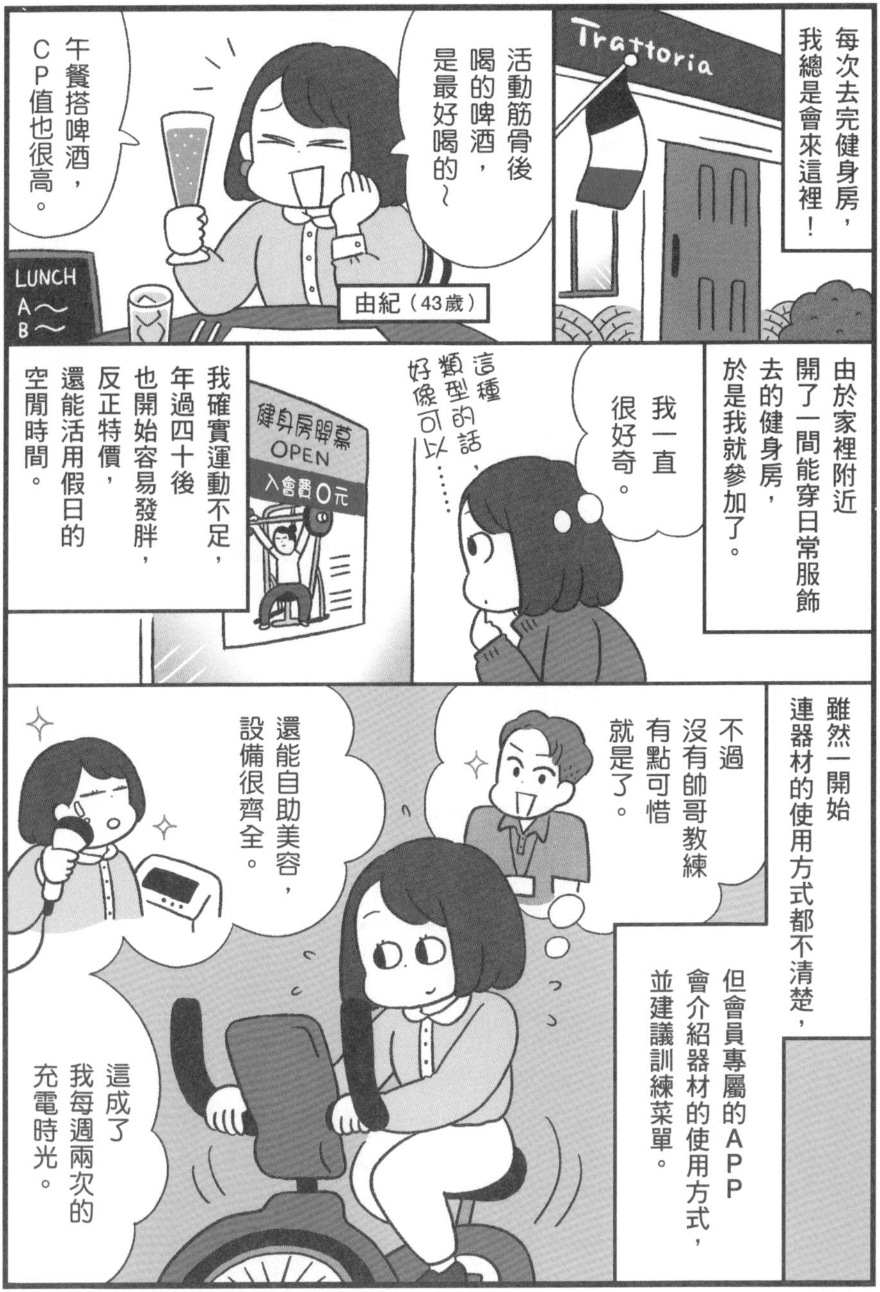
每次去完健身房，我總是會來這裡！
Trattoria
活動筋骨後喝的啤酒，是最好喝的～
午餐搭啤酒，CP值也很高。
由紀（43歲）
LUNCH
A～
B～
由於家裡附近開了一間能穿日常服飾去的健身房，於是我就參加了。
我一直很好奇。
這種類型的話，好像可以……
健身房開幕
OPEN
入會費0元
我確實運動不足，年過四十後也開始容易發胖，反正特價，還能活用假日的空閒時間。
雖然一開始連器材的使用方式都不清楚，
不過沒有帥哥教練有點可惜就是了。
還能自助美容，設備很齊全。
但會員專屬的APP會介紹器材的使用方式，並建議訓練菜單。
這成了我每週兩次的充電時光。

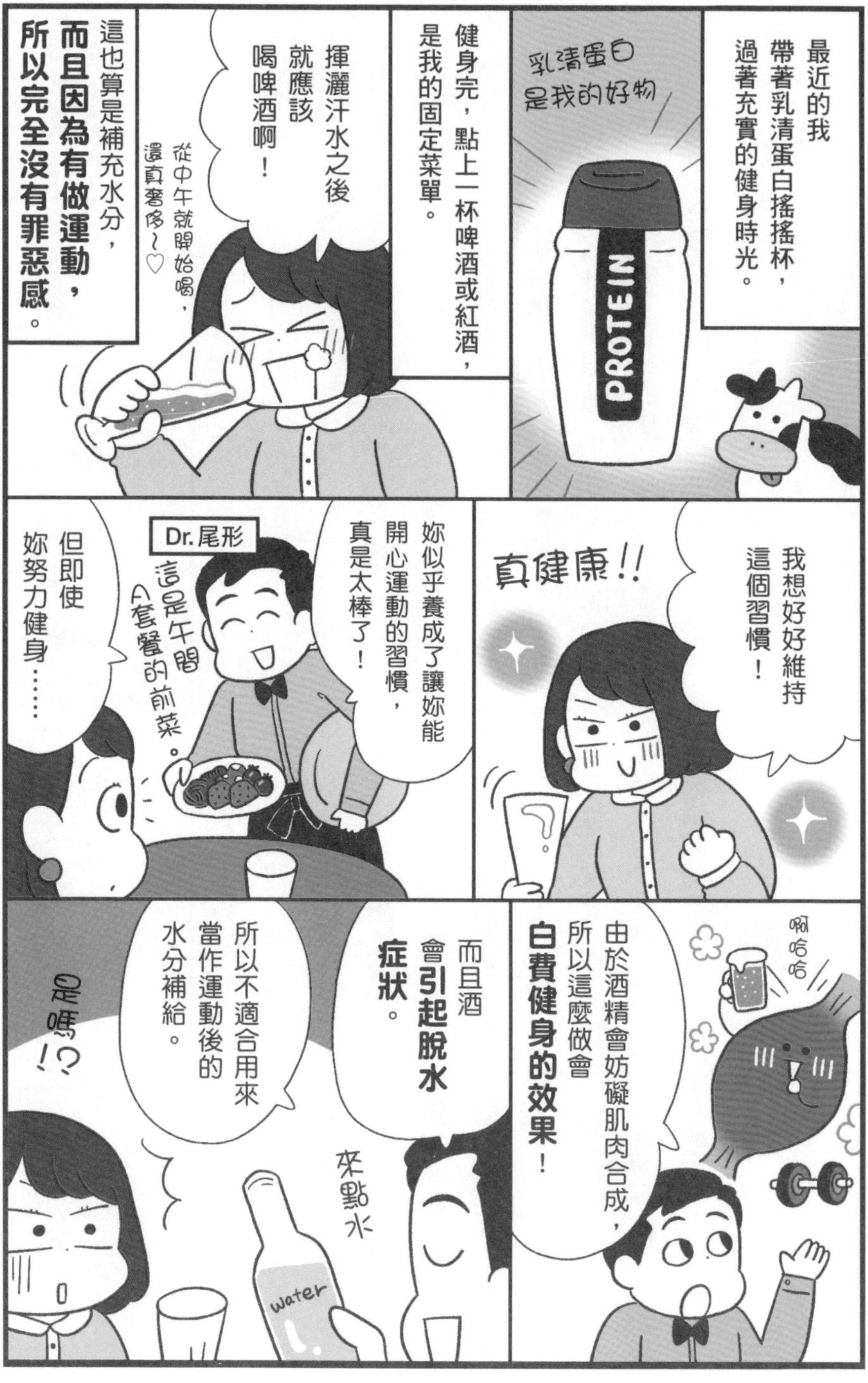
最近的我
帶著乳清蛋白搖搖杯，
過著充實的健身時光。
乳清蛋白
是我的好物
PROTEIN
健身完，點上一杯啤酒或紅酒，
是我的固定菜單。
揮灑汗水之後
就應該
喝啤酒啊！
從中午就開始喝，
還真奢侈～♡
這也算是補充水分，
而且因為有做運動，
所以完全沒有罪惡感。
我想好好維持
這個習慣！
真健康!!
妳似乎養成了讓妳能
開心運動的習慣，
真是太棒了！
Dr.尾形
這是午間
A套餐的前菜。
但即使
妳努力健身……
啊哈哈
由於酒精會妨礙肌肉合成，
所以這麼做會
白費健身的效果！
而且酒
會引起脫水
症狀。
所以不適合用來
當作運動後的
水分補給。
來點水
water
是嗎!?

健身後喝酒會妨礙肌肉合成

想必有些人健身的目的，是為了維持體型和減重吧。隨著年齡增長，肌力會漸漸下降，因此努力增加肌力是一件非常棒的事。

但你是否也曾想著：「我有健身，所以沒關係」，並在訓練後喝酒呢？我必須很遺憾地告訴你，**健身後喝酒，會妨礙肌肉合成。**

健身後，能提高肌肉合成效果的「mTOR」酵素會在細胞中作用，讓蛋白質合成活動更旺盛。但喝酒會使mTOR作用受到抑制，導致肌肉合成率降低三成左右。

為了避免白白浪費健身的效果，健身後最好避免喝酒。而由於血中酒精濃度不會迅速下降，即使改在健身前喝，結果仍是一樣的。

不應在健身等運動後喝酒還有一個原因。那就是**酒精具有利尿作用，若在運動前後喝酒，會導致排出的水分超過飲酒量，提高引發脫水症狀的風險。**由於運動時會流汗，即便未喝酒都可能發生脫水。若再加上喝酒，將使脫水狀況惡化。而必須預防三溫暖後、炎夏中中暑，也是同理。**因此運動中及運動後，應避免以酒精補充水分，請改喝水或茶。**

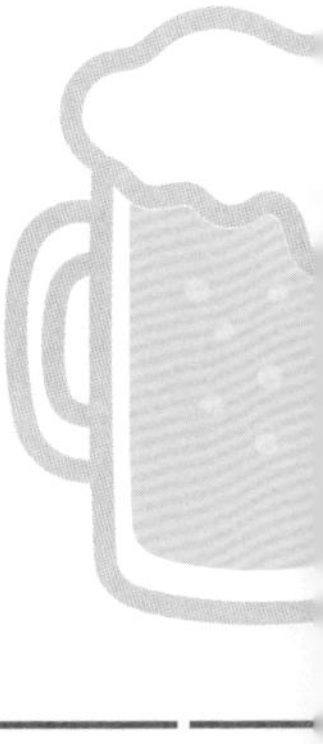

喝酒會讓肌肉合成減少

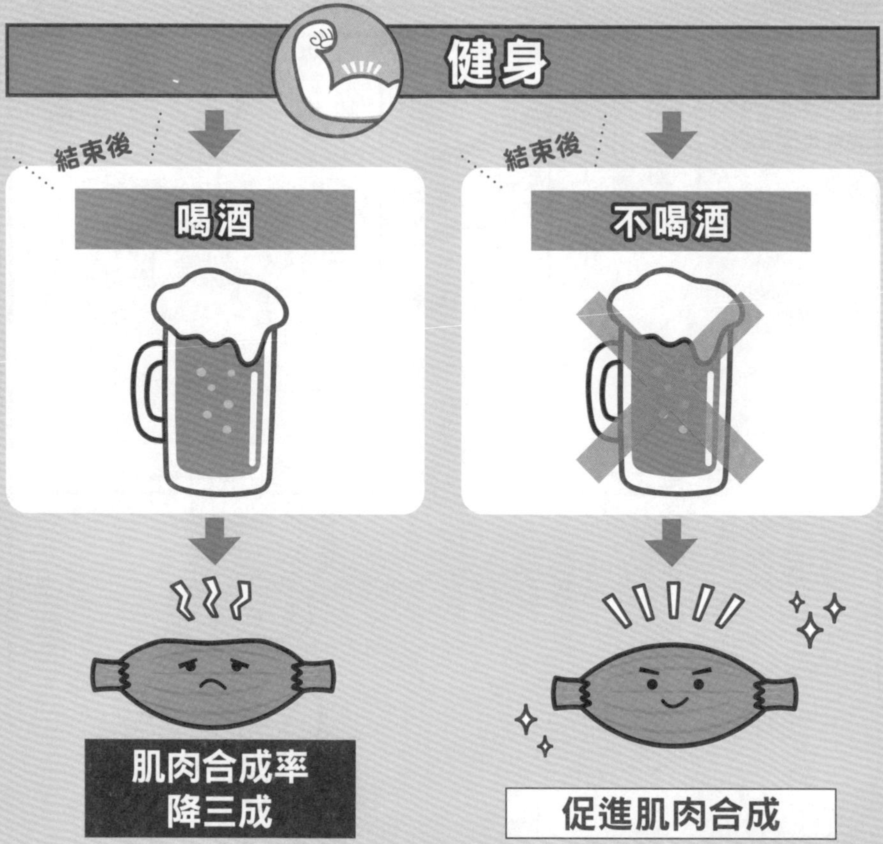
健身
結束後
喝酒
肌肉合成率
降三成
結束後
不喝酒
促進肌肉合成

出處：Evelyn B Parr,et al. PLos One. 2014;9 (2) :e88384.

脫水會引發的症狀

水分減少率（佔體重的比例）	主要症狀
～2%	口渴
3%～4%	食慾不振、煩躁、皮膚潮紅、疲勞
5%～	說話不清、呼吸困難
	身體顫抖、痙攣

出處：環境省《中暑環境保健守則2002》。

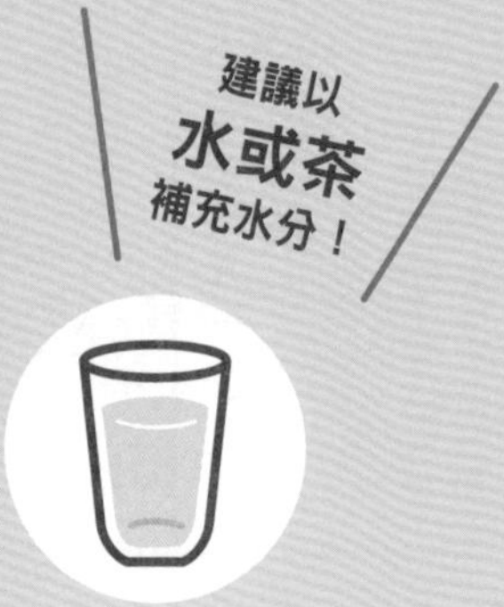
建議以
水或茶
補充水分！

11 有不易胖喝法嗎？

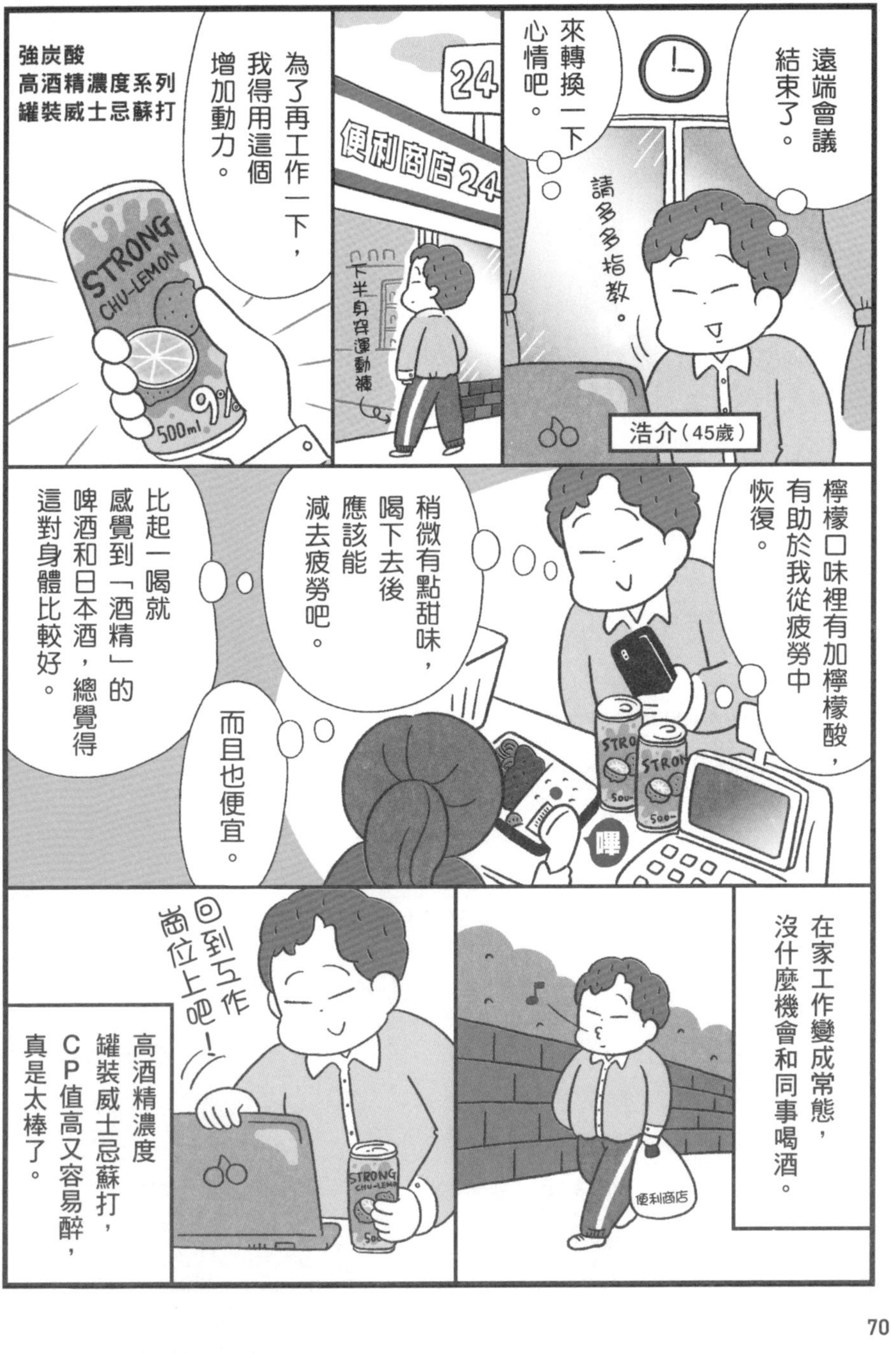
遠端會議結束了。
來轉換一下心情吧。
請多多指教。
浩介（45歲）
24
便利商店24
下半身穿運動褲
為了再工作一下，我得用這個增加動力。
強炭酸
高酒精濃度系列
罐裝威士忌蘇打
STRONG CHU-LEMON
9%
500ml
檸檬口味裡有加檸檬酸，有助於我從疲勞中恢復。
稍微有點甜味，喝下去後應該能減去疲勞吧。
比起一喝就感覺到「酒精」的啤酒和日本酒，總覺得這對身體比較好。
而且也便宜。
嗶
在家工作變成常態，沒什麼機會和同事喝酒。
便利商店
回到工作崗位上吧！
高酒精濃度罐裝威士忌蘇打，CP值高又容易醉，真是太棒了。

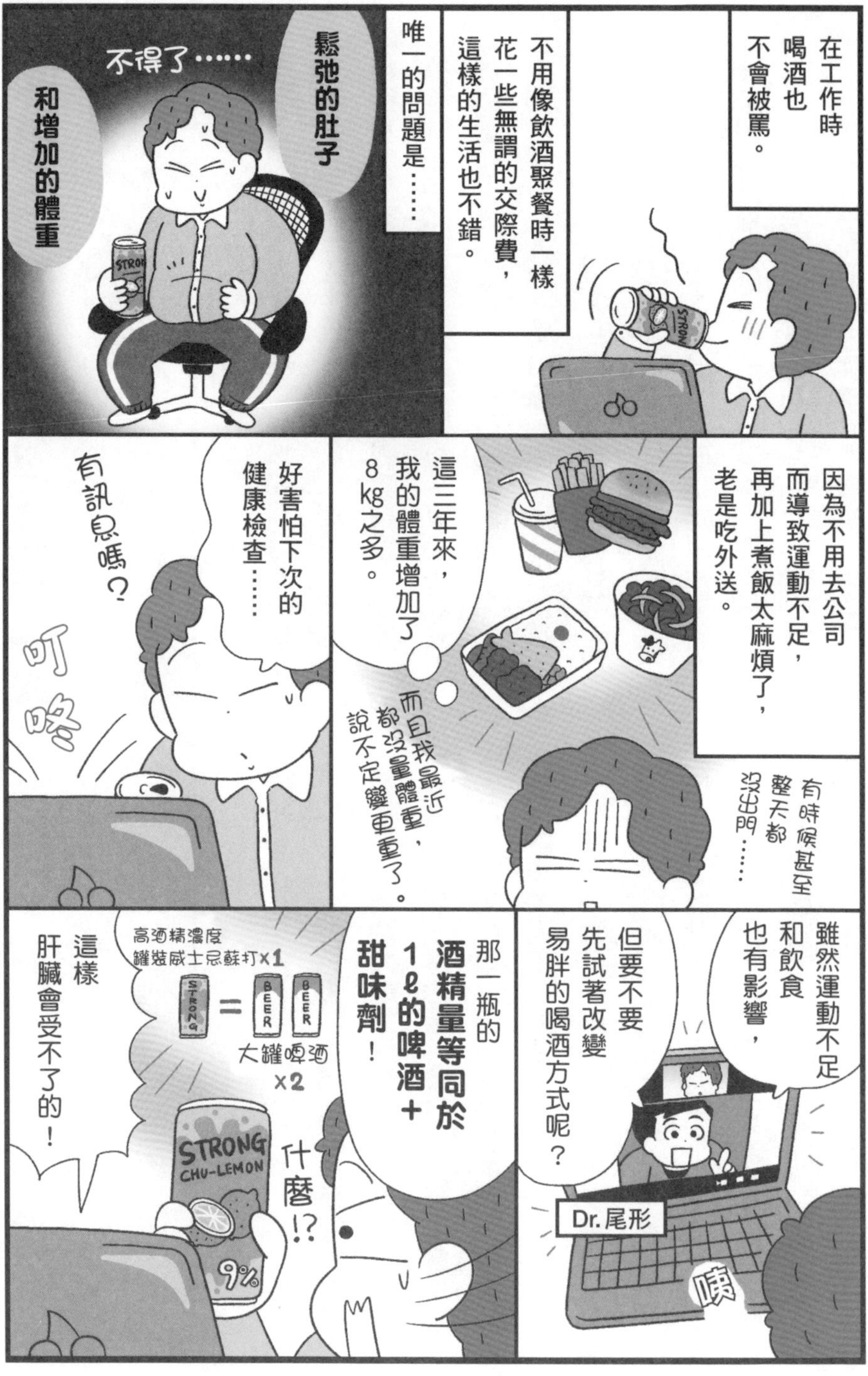
在工作時
喝酒也
不會被罵。
不用像飲酒聚餐時一樣
花一些無謂的交際費，
這樣的生活也不錯。
唯一的問題是……
鬆弛的肚子
不得了……
和增加的體重
因為不用去公司
而導致運動不足，
再加上煮飯太麻煩了，
老是吃外送。
有時候甚至
整天都
沒出門……
這三年來，
我的體重增加了
8kg之多。
而且我最近
都沒量體重，
說不定變更重了。
好害怕下次的
健康檢查……
有訊息嗎？
叮咚
雖然運動不足
和飲食
也有影響，
但要不要
先試著改變
易胖的喝酒方式呢？
Dr.尾形
咦
那一瓶的
酒精量等同於
1ℓ的啤酒＋
甜味劑！
高酒精濃度
罐裝威士忌蘇打×1
STRONG
BEER
BEER
大罐啤酒
×2
這樣
肝臟會受不了的！
什麼!?
STRONG
CHU-LEMON
9%

「降低分量提升品質」的不易胖喝法

就讓我們進入實踐篇，學習如何與酒精相處吧。首先，我希望大家先戒掉一種酒精飲料，那就是**高酒精濃度系列罐裝威士忌蘇打。**除了酒精濃度高達9%之外，其特徵就在於甜度如果汁一般，對於不敢喝啤酒等酒類的人來說比較好入口。利口酒類由於酒精濃度不到10%，酒稅較低，以同樣的價錢來說比較容易醉，這也是它受歡迎的原因。

但這種酒類中的酒精、甜味劑，以及香料達啤酒的兩倍之多。是酒精飲料中，最容易讓人發胖的一種。在短時間內喝太多，會使血液中酒精濃度急速上升，許多人也容易因此喝個爛醉。

除此之外，**請避免因便宜，而囤積盒裝大容量日本酒及大罐的瓶裝燒酎。**當有庫存時，就會讓我們更放心喝，導致飲酒量漸漸增加。若每次想喝時都必須特地去買的話，就會因為感到麻煩，而使飲酒量縮減。

單純喝酒，不配下酒菜也不太好。除了血液中酒精濃度會急速上升，也會破壞腸胃粘膜。可以的話，應盡量避免獨自喝酒，以免喝酒速度過快，導致飲酒量變多。**因此，「降低分量提升品質」，可作為不易胖喝法的基本。**

應避免的易胖喝法

✕ 依照CP值選酒

高酒精濃度罐裝威士忌蘇打

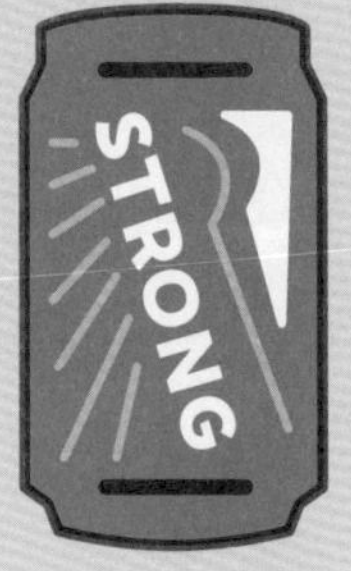

特徵

- □便宜
- □酒精濃度高，很容易醉
- □順口、好入口

✕不建議的原因

- 容易使血液中酒精濃度急速上升
- 含有甜味劑，易胖

大容量日本酒與燒酎

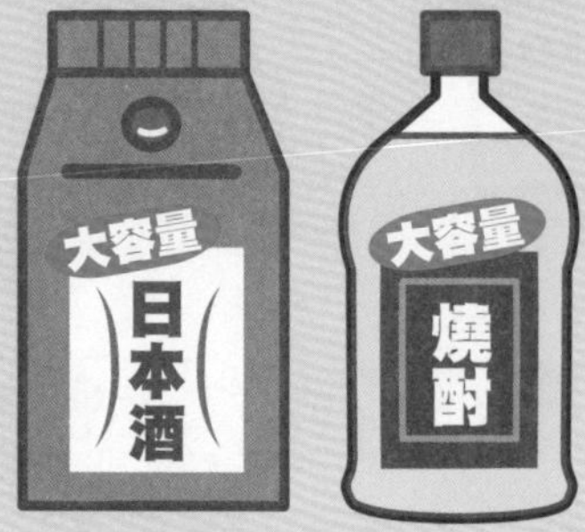

✕不建議的原因

- 大容量庫存，容易導致飲酒過度
- 有時釀造品質不佳

✕ 喝酒時不配下酒菜

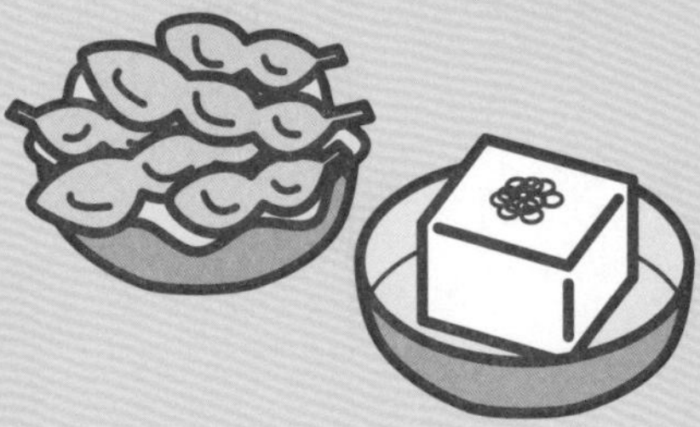

✕不建議的原因

- 血液酒精濃度容易上升
- 使腸胃粘膜遭破壞

✕ 獨自喝酒

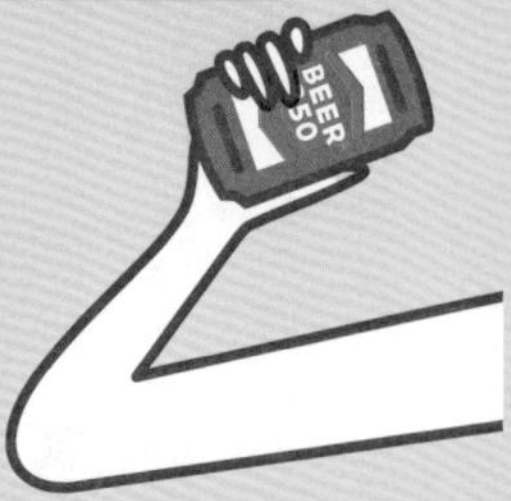

✕不建議的原因

- 使喝酒速度變快
- 容易忽略飲酒量

為了減酒，無酒精和微酒精也是重要的選擇

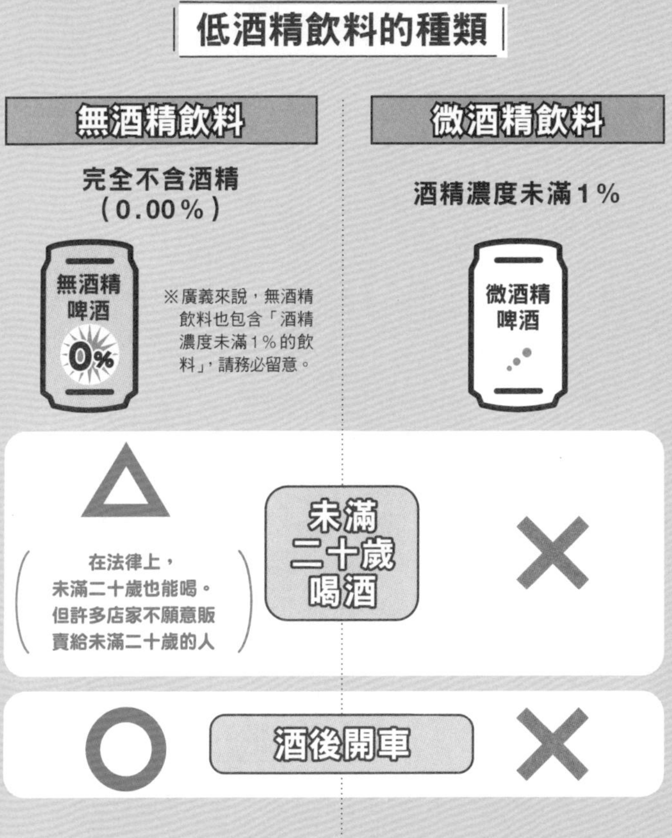

低酒精飲料的種類
無酒精飲料
微酒精飲料
完全不含酒精
（0.00％）
酒精濃度未滿1％
無酒精
啤酒
0%
※廣義來說，無酒精飲料也包含「酒精濃度未滿1％的飲料」，請務必留意。
微酒精
啤酒
在法律上，
未滿二十歲也能喝。
但許多店家不願意販賣給未滿二十歲的人
未滿
二十歲
喝酒
酒後開車

在這個時代，能幫助我們減少酒精攝取量的夥伴愈來愈多了。那就是**「無酒精」、「微酒精」等酒精量較少的酒。也就是所謂的「低酒精飲料」。**

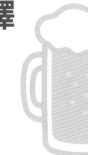

無酒精飲料正如其名，就是不含酒精的飲料。廣義來說，是指酒精濃度未達1％的飲料。但根據日本酒類業九團體所成立的酒類廣告審查委員會自訂標準來說，定義則是「無酒精飲料應為酒精濃度0.00％，口味類似酒類的飲料。並建

無酒精啤酒的放鬆效果

受試者 喜歡啤酒，但不喜歡無酒精、淡啤酒飲料者

實驗內容 在做完有壓力的工作後，攝取無酒精淡啤酒飲料和水，測試壓力程度

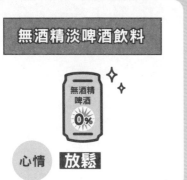

無酒精淡啤酒飲料

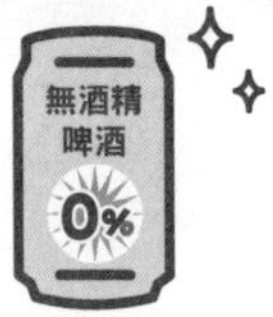

心情 **放鬆**

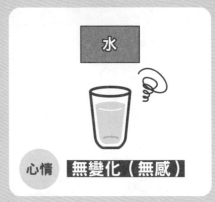

水

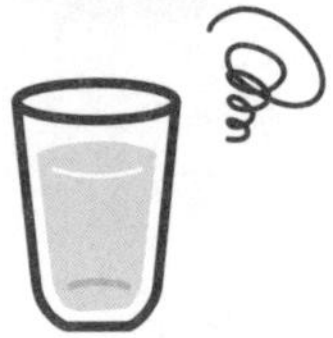

心情 **無變化（無感）**

出處：依據橋爪秀一等，國際生命情報科學會誌。2015；第33卷；48-52製作。

議滿二十歲以上者飲用。」

至於微酒精飲料，目前尚未有明確的定義，但泛指僅含有微量酒精，濃度未滿1%的飲料。大部分的微酒精飲料的酒精濃度都有達到0.5～0.7%。由於近年來健康意識高漲，許多廠商都不斷推出各式各樣的商品。

好消息是，**調查結果指出，無酒精飲料能代替酒，帶來放鬆效果（上圖）。**如此一來便能享受喝酒時的氛圍，感覺就像真的喝了酒一般，與單純喝水所帶來的效果截然不同。

而這些商品也愈來愈多，味道和品質也都大幅提升。推薦大家透過無酒精、微酒精飲料來減酒。

※插畫中記載的「無酒精啤酒」、「微酒精啤酒」正式名稱為「淡啤酒飲料」。

第二杯之後換成 微酒精 或 無酒精

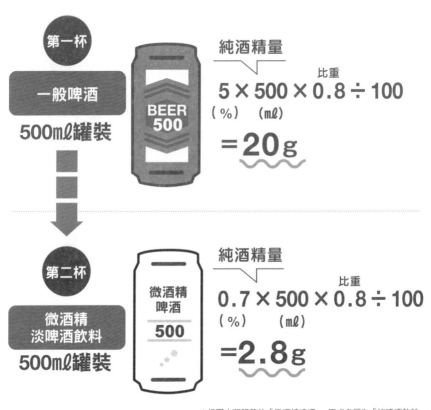

第一杯

一般啤酒

500mℓ罐裝

純酒精量

$5 \times 500 \times 0.8 \div 100$

(%)　(mℓ)　比重

$= 20\text{g}$

第二杯

微酒精
淡啤酒飲料

500mℓ罐裝

純酒精量

$0.7 \times 500 \times 0.8 \div 100$

(%)　(mℓ)　比重

$= 2.8\text{g}$

※插圖中所記載的「微酒精啤酒」，正式名稱為「淡啤酒飲料」。

POINT

- ☑ 第一杯可以選擇一般的啤酒，純粹享受酒精。
- ☑ 第二杯若選擇微酒精啤酒，與一般啤酒相比，能減少17g的純酒精量；無酒精啤酒，則能減少20g純酒精量。
- ☑ 總飲酒量應少於1ℓ。

不易胖喝法提案 2

下酒菜和餐點分量多時，改喝低醣酒減量

	一般啤酒	低醣啤酒（減少70%）	無醣啤酒
		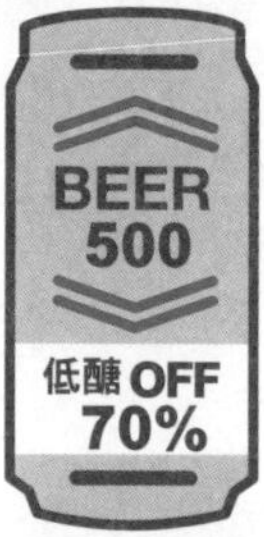	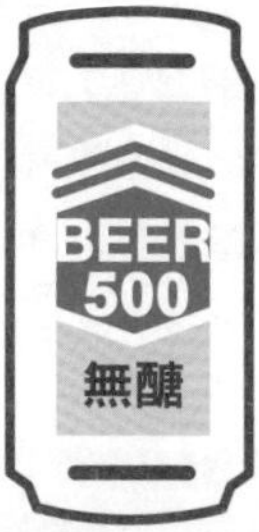
若喝啤酒 應控制在一罐500mℓ以內　含醣量	15.6g	4.68g	0g

	一般紅酒	低醣紅酒（減少30%）	無醣紅酒
若喝紅酒 應控制在2杯（270mℓ）以內　含醣量	4.0g	2.8g	0g

	一般日本酒	減醣日本酒（減少50%）	無醣日本酒
若喝日本酒 應控制在一合以內　含醣量	6.5g	3.3g	0g

POINT

- ☑ 嚴守飲酒量最為重要。
- ☑ 啤酒最好選擇低醣或無醣。
- ☑ 若喝紅酒、日本酒，只需控制好飲酒量，不需過度在意含醣量。

無酒精和微酒精等
淡啤酒飲料清單

無酒精與微酒精啤酒的製造方式，大致分為製造完啤酒後再除去酒精的「去除酒精的製造方式」和「不會產生酒精的製造方式」。

在日本，僅含有微量酒精、酒精濃度未滿1%的飲料，在法律上屬於無酒精飲料。

關於商品標示

商品名（容量）

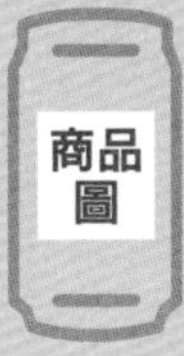

〈廠商名〉

酒精濃度： 根據廠商發表標示。部分進口商品上會標示「以下」、「未滿」的字樣。

總酒精量： 每罐中的酒精含量。若廠商官網未公告，則由編輯部依成分標示計算。

熱量： 每罐的熱量。若廠商官網未公告，則由編輯部依成分標示計算。

問 商品相關問題的聯絡管道

Asahi BEERY（350mℓ）

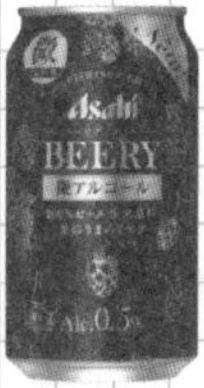

〈朝日啤酒〉

酒精濃度： 0.5%
純酒精量： 1.4g
熱量： 116kcal
問 朝日啤酒客服中心
0120-011-121

採取去除酒精的製造方式。以麥的美味及層次，帶出果香。

Asahi DRY ZERO（350mℓ）

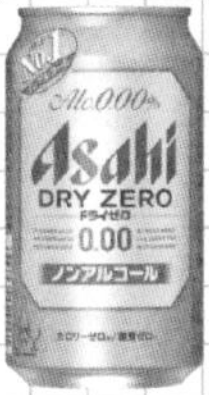

〈朝日啤酒〉

酒精濃度： 0.00%
純酒精量： 0g
熱量： 0kcal
問 朝日啤酒客服中心
0120-011-121

辛辣的口感和綿密的泡沫，打造近似啤酒的清爽風味。

からだを想うオールフリー（350mℓ）

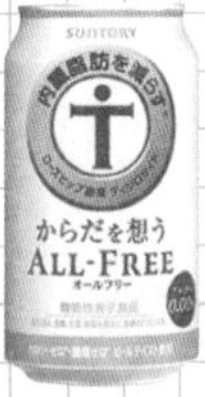

〈三得利〉

酒精濃度： 0.00%
純酒精量： 0g
熱量： 0kcal
問 三得利客服中心
0120-139-310

使用具有減少內臟脂肪效果的玫瑰果成分，屬於日本的機能性表示食品。

Asahi DRY ZERO FREE（350mℓ）

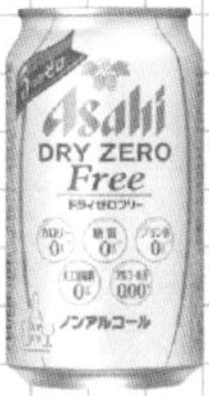

〈朝日啤酒〉

酒精濃度： 0.00%
純酒精量： 0g
熱量： 0kcal
問 朝日啤酒客服中心
0120-011-121

全無酒精、卡路里、醣分、普林、人工甜味劑，卻保有辛辣的口感。

あしたを想うオールフリー（350mℓ）

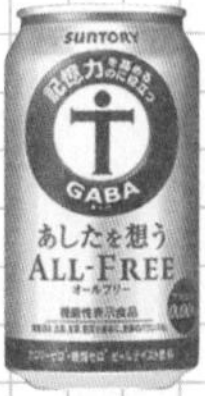

〈三得利〉

酒精濃度： 0.00%
純酒精量： 0g
熱量： 0kcal
問 三得利客服中心
0120-139-310

使用具有能提升記憶力※功能的GABA，屬於日本的機能性表示食品。

Asahi Healthy Style（350mℓ）

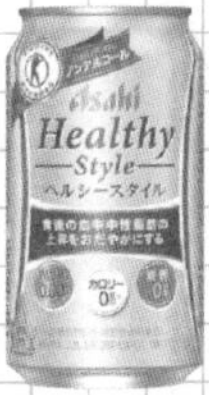

〈朝日啤酒〉

酒精濃度： 0.00%
純酒精量： 0g
熱量： 0kcal
問 朝日啤酒客服中心
0120-011-121

能穩定飯後三酸甘油脂上升，具有日本特定保健用食品許可。

※部分因年齡增長而衰退的認知功能／※語言及喚醒記憶的能力

PERFECT FREE（350mℓ）

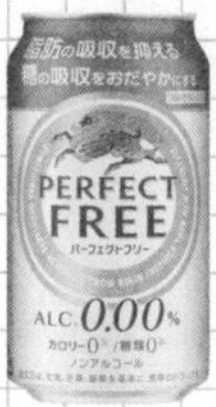

〈麒麟啤酒〉

酒精濃度：0.00%
純酒精量：0g
熱量：0kcal
問 麒麟啤酒客服中心
0120-111-560

抑制脂肪吸收，具有穩定糖分吸收的功能。屬於日本的機能性表示食品。

All Free（350mℓ）

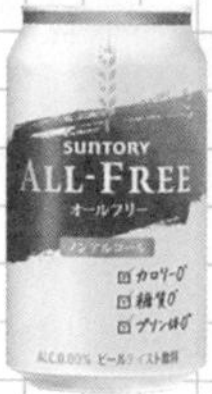

〈三得利〉

酒精濃度：0.00%
純酒精量：0g
熱量：0kcal
問 三得利客服中心
0120-139-310

全無卡路里、醣分、普林。隨時隨地提振精神，清爽好喝。

KIRIN KARADA FREE（350mℓ）

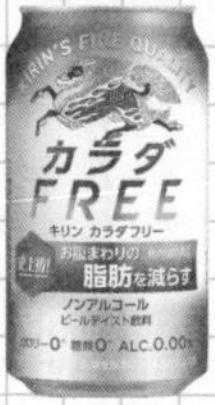

〈麒麟啤酒〉

酒精濃度：0.00%
純酒精量：0g
熱量：0kcal
問 麒麟啤酒客服中心
0120-111-560

能減少腹部周圍脂肪的日本機能性表示食品。享受清爽好喝的口感。

SAPPORO PREMIUM ALCOHOL FREE

（350mℓ）〈札幌啤酒〉

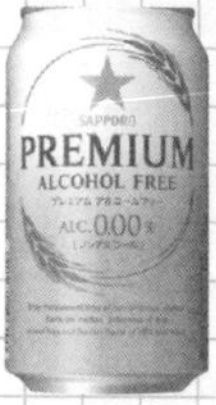

酒精濃度：0.00%
純酒精量：0g
熱量：42kcal
問 札幌啤酒客服中心
0120-207-800

採用號稱最高級的薩茲產Fine Aroma啤酒花和100%麥芽做成的麥汁，口感卓越。

KIRIN GREEN'S FREE（350mℓ）

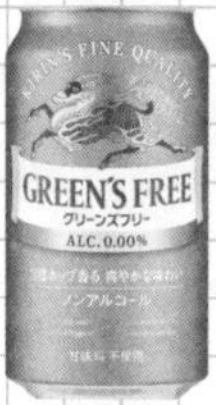

〈麒麟啤酒〉

酒精濃度：0.00%
純酒精量：0g
熱量：25kcal
問 麒麟啤酒客服中心
0120-111-560

具有三種啤酒花的香氣，口味清爽。不使用甜味劑也是其一大優點。

SAPPORO The DRAFTY（350mℓ）

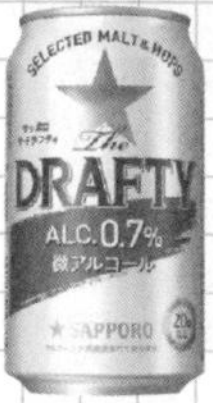

〈札幌啤酒〉

酒精濃度：0.7%
純酒精量：2g
熱量：46kcal
問 札幌啤酒客服中心
0120-207-800

以100%麥芽的生啤酒為原料，是啤酒愛好者都能接受的美味。

KIRIN 零ICHI（350mℓ）

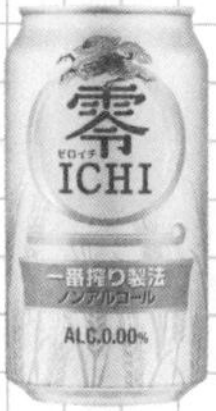

〈麒麟啤酒〉

酒精濃度：0.00%
純酒精量：0g
熱量：32kcal
問 麒麟啤酒客服中心
0120-111-560

帶出麥的美味，特徵為高雅的層次和清爽的後味。

ORION Clear Free（350mℓ）

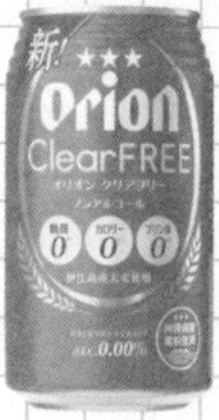

〈ORION啤酒〉

酒精濃度：0.00%
純酒精量：0g
熱量：0kcal
問 ORION啤酒客服中心
098-911-5230

使用伊江島產的大麥，能品嘗到淡淡的麥香，特徵為適合沖繩氣候的清爽感。

常陸野 NEST NON ALE

（330mℓ）〈木內酒造〉

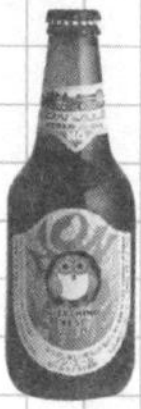

酒精濃度：0.3%
純酒精量：0.8g
熱量：73kcal
問 木內酒造（株）
029-212-5111

以德國、加拿大、澳洲產的麥芽，加上美國產啤酒花釀造而成的正宗釀造啤酒。

正気のサタン（350mℓ）

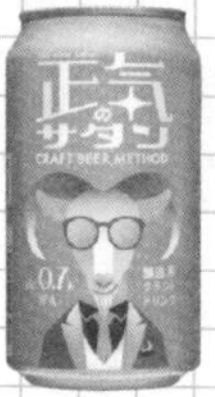

〈YOHO BREWIN〉

酒精濃度：0.7%
純酒精量：2g
熱量：84kcal
問 よなよなの里客服中心
0120-28-4747

採用柑橘系啤酒花及酵母釀造，具有柑橘及熱帶水果香氣。

◉本文中所提無酒精啤酒、微酒精啤酒之正式名稱為「淡啤酒飲料」。此處所標示的酒精濃度0.00%符合酒類廣告審查委員會自訂基準，意指完全不含酒精。

新潟麥酒 NON ALCOHOL（350mℓ）

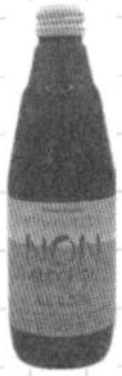

〈新潟麥酒〉

酒精濃度：0.00%
純酒精量：0g
熱量：60kcal
問 新潟麥酒（株）
0256-70-2200

僅以麥芽、麥芽糖、啤酒花為原料，尾韻帶有明顯香氣及苦韻。

龍馬 1865（350mℓ）

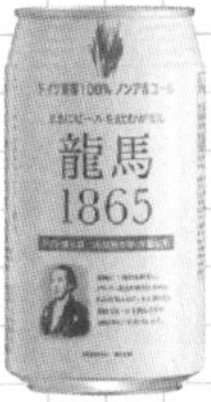

〈日本啤酒〉

酒精濃度：0.00%
純酒精量：0g
熱量：42kcal
問 日本啤酒（株）
info@nipponbeer.jp

無普林及添加物，使用100%麥芽及兩種啤酒花，是啤酒控會喜愛的口味。

小樽啤酒 NON ALCOHOL BEER 0.00%

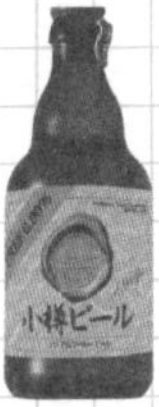

（330mℓ）〈（株）Aleph小樽啤酒釀造所〉

酒精濃度：0.00%
純酒精量：0g
熱量：89kcal
問（株）Aleph小樽啤酒釀造所
http://otarubeer.com/jp/

只使用麥芽、啤酒花。與淡拉格啤酒味道相近，層次和苦味之間達到絕妙的平衡。

NINJA LAGER（350mℓ）

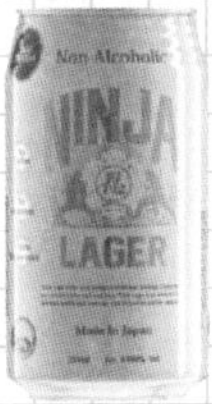

〈日本啤酒〉

酒精濃度：0.00%
純酒精量：0g
熱量：42kcal
問 日本啤酒（株）
info@nipponbeer.jp

日本第一個得到清真認證的啤酒。以100%大麥製成，完全未使用添加物。

BAEREN NON ALCOHOL BLACK BEER

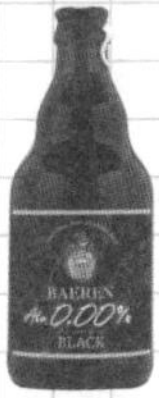

（330mℓ）〈BAEREN釀造所〉

酒精濃度：0.00%
純酒精量：0g
熱量：92kcal
問 BAEREN釀造所
http://www.baerenbier.co.jp

嚴選烘焙麥芽和啤酒花，正宗的淡黑啤酒。

RIZAP監製 PREMIUM ALCOHOL淡啤酒飲料

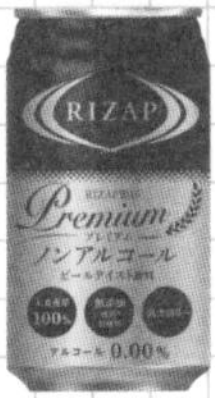

（350mℓ）〈日本啤酒〉

酒精濃度：0.00%
純酒精量：0g
熱量：42kcal
問 日本啤酒（株）
info@nipponbeer.jp

由講究健康的「RIZAP」監製。無添加香料、甜味劑，並取得純素認證。

BIERE DES AMIS BLONDE 0.0（330mℓ）

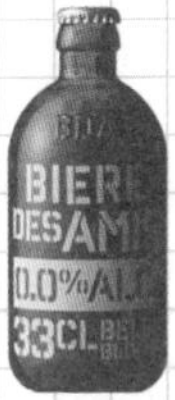

〈NEOBULLES〉

酒精濃度：0.00%
純酒精量：0g
熱量：69kcal
問 ㈱湘南貿易
http://mellow-store.com/

採用獨有的減壓蒸餾法，追求完全的美味，是來自比利時的無酒精啤酒。

Weihenstephaner Original Helles Alkoholfrei

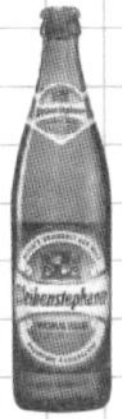

（500mℓ）〈日本啤酒〉

酒精濃度：0.5%
純酒精量：2g
熱量：255kcal
問 日本啤酒㈱
info@nipponbeer.jp

味道濃郁，以苦味為特點的德國風拉格啤酒。

青島 NON ALCOHOL（330mℓ）

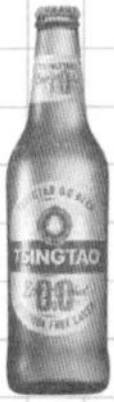

〈青島啤酒〉

酒精濃度：0.03%
純酒精量：0.07g
熱量：62kcal
問 ㈱池光enterprises
03-6459-0480

採用去除酒精的製造方式。淡色麥芽和啤酒花帶出清爽的香氣。

BREWRY PREMIUM LAGER（355mℓ）

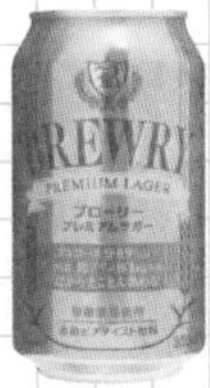

〈DOSHISHA〉

酒精濃度：0.9%以下
純酒精量：2.6g
熱量：53kcal
問 客服中心
0120-104-481

採用澳洲產麥芽和啤酒花。堅持使用不會影響風味的製作方式。

Clausthaler（330mℓ）

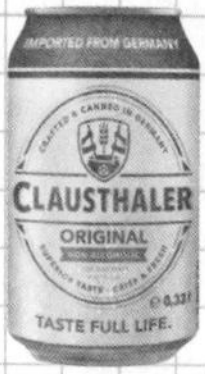

〈Radeberger〉

酒精濃度：0.5%以下
純酒精量：約1.3g
熱量：86kcal
問 ㈱都光
http://www.toko-t.co.jp

於啤酒大國德國首次商品化。受到世界50國以上的愛戴，獲獎經歷豐富。

Budweiser ZERO（350mℓ）

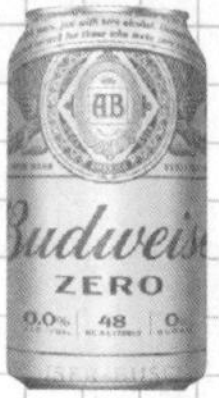

〈Anheuser-Busch InBev〉

酒精濃度：0.00%
純酒精量：0g
熱量：48kcal
問 AB InBev Japan合同會社
0570-093-920

採用去除酒精的製造方式，讓飲用者能享受到帶有甜味又順口的百威風味。

Bitburger Drive 0.0%（330mℓ）

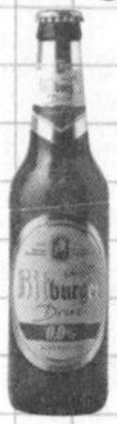

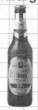

〈Bitburger〉

酒精濃度：0.00%
純酒精量：0g
熱量：86kcal
問 大榮產業（株）http://daieisangyokaisha.com

德國當地生產。採取去除酒精的製造方式，保有啤酒原有的風味。

Non alcoholic white beer taste（330mℓ）

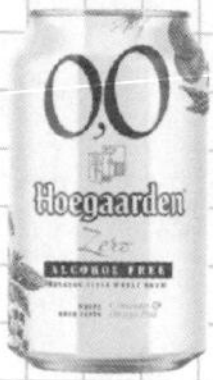

〈Anheuser-Busch InBev〉

酒精濃度：0.00%
純酒精量：0g
熱量：92kcal
問 AB InBev Japan合同會社
0570-093-920

採取去除酒精的製造方式。能享受爽口又帶有水果口味的豪格登風味。

Veritasbroi（330mℓ）

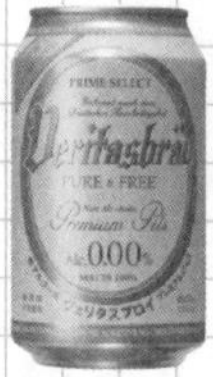

〈PANAVAC〉

酒精濃度：0.00%
純酒精量：0g
熱量：36kcal
問 ㈱PANAVAC
06-6836-0123

採取去除酒精且無添加物的正宗釀造法，並維持酒精度數0.00%。德國產。

BRAVUS OATMEAL DARK（355mℓ）

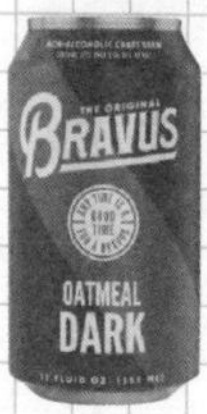

〈蝦夷麥酒〉

酒精濃度：0.5%以下
純酒精量：約1.4g
熱量：約10kcal
問 蝦夷麥酒（株）
http://ezo-beer.com

LA近郊專門做無酒精啤酒的酒廠所製作的逸品。推薦給喜愛司陶特啤酒的人。

Erdinger ALKOHOLFREI（330mℓ）

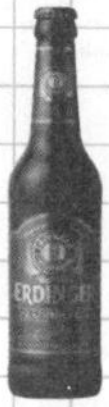

〈Erdinger〉

酒精濃度：0.4%以下
純酒精量：約1g
熱量：約79kcal
問 Green Agent（株）
http://www.greenagent.co.jp

由於採取與啤酒相同的製作方式，因此層次感、香氣與啤酒相近，並帶有果香味。

BRULO Sabro Galaxy DDH IPA

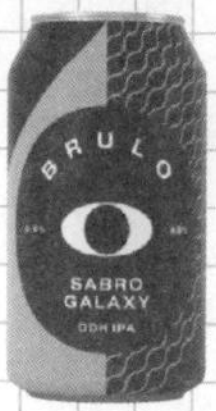

（330mℓ）〈BRULO〉

酒精濃度：0.0%
純酒精量：0g
熱量：約113kcal
問 Beverich㈱
http://www. beverich.jp

進口自蘇格蘭啤酒廠。口味豐富。

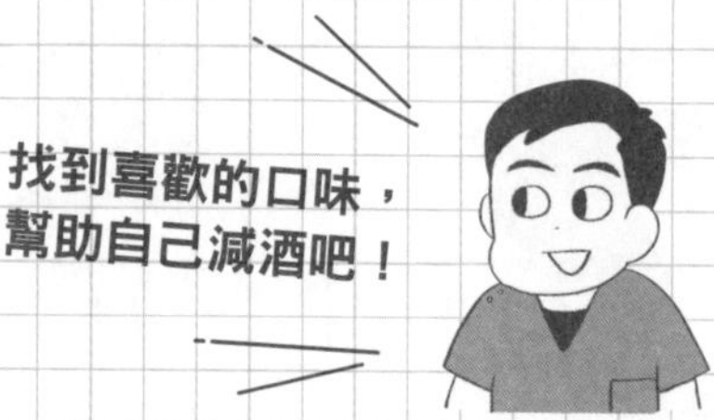

Bavaria 0.0（330mℓ）

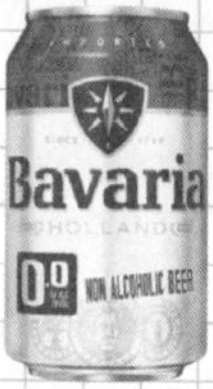

〈Royal Swinkels Family Brewers〉

酒精濃度：0.0%
純酒精量：0g
熱量：66kcal
問 Swinkels Family Brewers Japan㈱
078-881-7007

來自荷蘭，歐洲最古老的家族經營釀造所，以去除酒精的製造方式所製作。

※本文中的無酒精啤酒、微酒精啤酒之正式名稱為「淡啤酒飲料」。此處所標示的酒精濃度0.00%符合酒類廣告審查委員會自訂基準，意指完全不含酒精。

12 說「先來個中杯生啤！」後就失控？

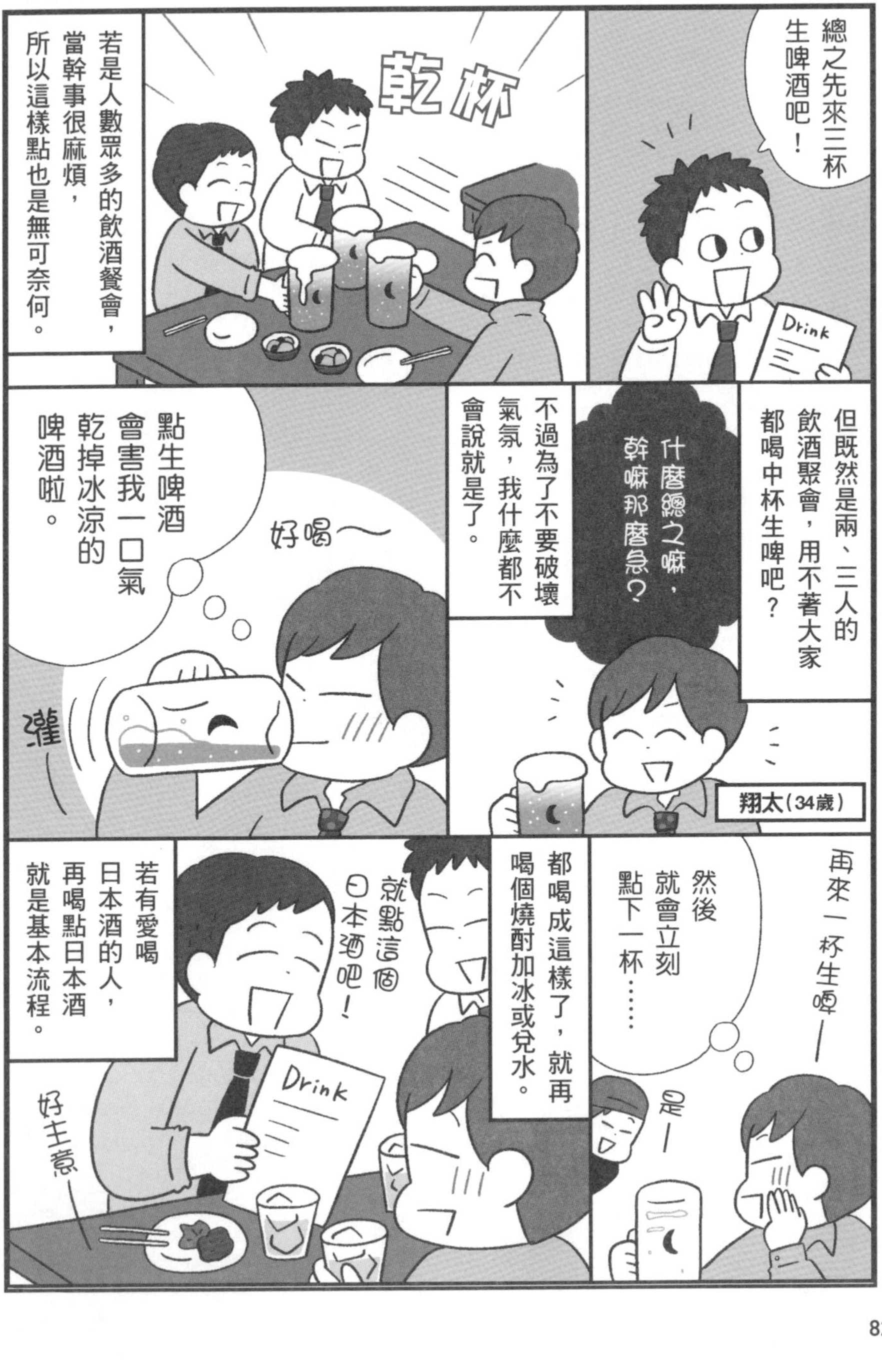

總之先來三杯生啤酒吧！
Drink
乾杯
若是人數眾多的飲酒餐會，當幹事很麻煩，所以這樣點也是無可奈何。
但既然是兩、三人的飲酒聚會，用不著大家都喝中杯生啤吧？
什麼總之嘛，幹嘛那麼急？
不過為了不要破壞氣氛，我什麼都不會說就是了。
翔太（34歲）
好喝～
點生啤酒會害我一口氣乾掉冰涼的啤酒啦。
灌
再來一杯生啤——
然後就會立刻點下一杯……
是——
都喝成這樣了，就再喝個燒酎加冰或兌水。
就點這個日本酒吧！
Drink
若有愛喝日本酒的人，再喝點日本酒就是基本流程。
好主意——

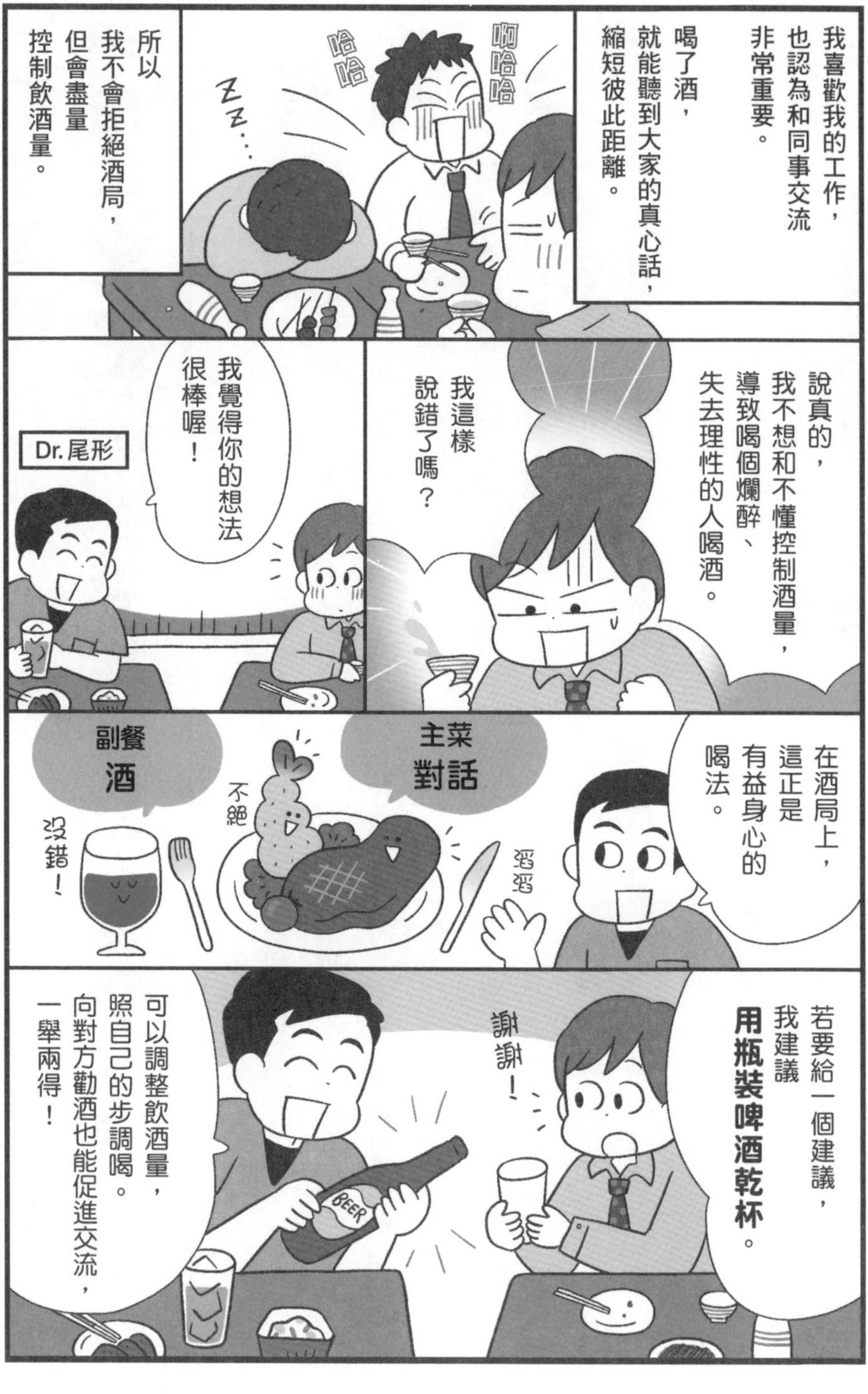

我喜歡我的工作，也認為和同事交流非常重要。
喝了酒，就能聽到大家的真心話，縮短彼此距離。
啊哈哈
哈哈
ZZ…
所以我不會拒絕酒局，但會盡量控制飲酒量。
說真的，我不想和不懂控制酒量，導致喝個爛醉、失去理性的人喝酒。
我這樣說錯了嗎？
我覺得你的想法很棒喔！
Dr.尾形
在酒局上，這正是有益身心的喝法。
滔滔
主菜
對話
不絕
副餐
酒
沒錯！
若要給一個建議，我建議用瓶裝啤酒乾杯。
謝謝！
可以調整飲酒量，照自己的步調喝。向對方勸酒也能促進交流，一舉兩得！
BEER

不用啤酒杯，藉由分享瓶裝酒減量

有些人喜歡一口氣用啤酒杯灌下冰涼的生啤，也有些人會為了配合旁人，而點能一起乾杯的中杯生啤。以「總之先來杯中杯生啤」開啟酒局，已經成了一種習慣。

但**若要乾杯，我建議以瓶裝啤酒取代中杯生啤。**雖然啤酒杯的大小不一，但一般而言，中杯生啤酒的啤酒杯容量多為435ml。將啤酒倒入，扣掉泡沫的部分，每杯約為350ml左右，純酒精量則為14g左右。

相較之下，瓶裝啤酒的中瓶容量固定為500ml，純酒精含量約為20g左右。但**和其他人一起分享瓶裝啤酒是非常自然的事，因此所攝取的純酒精量自然會減半。**

瓶裝啤酒對於減酒的好處可不只這點。當點啤酒杯裝的啤酒時，續杯自然也會用啤酒杯裝，必須一個人喝完兩杯。因此每續一杯都必須再多攝取14g的純酒精。

但若選擇瓶裝啤酒，只要杯子裡還有剩餘的啤酒，其他人就不方便再追加，因此也比較容易減少飲酒量。且用杯子喝與用啤酒杯喝不同，**可以小口小口喝，血液酒精濃度比較不會上升，也是優點之一。**

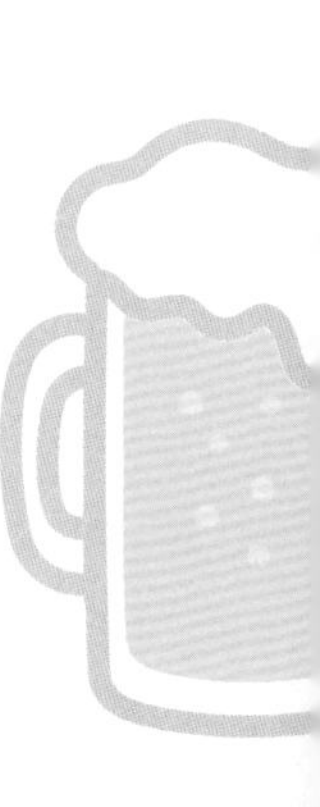

杯裝啤酒與瓶裝啤酒的比較

中杯啤酒杯

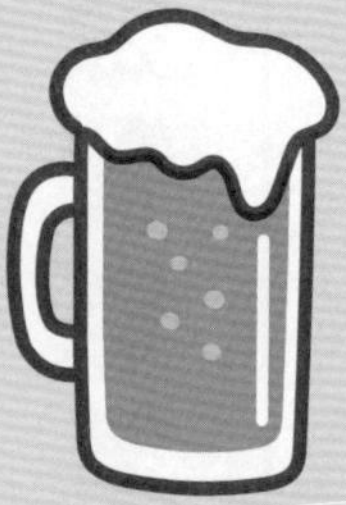

容器大小：
435mℓ
啤酒量：
350mℓ

純酒精量（g）
5(%)×350(mℓ)×0.8÷100
＝**14g**

而且
若一口氣喝完
血液酒精濃度
容易上升

瓶裝啤酒

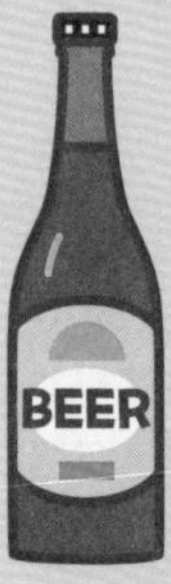

啤酒量：
500mℓ

兩人
分享的話

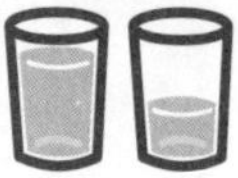

一人份
250mℓ

一杯170mℓ

純酒精量（g）
5(%)×250(mℓ)×0.8÷100
＝**10g**

而且
小口喝的話
血液酒精濃度
比較不容易上升

建議喝瓶裝啤酒的理由

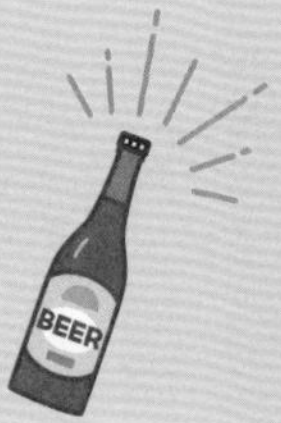

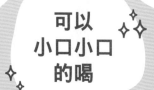

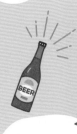

- 容易分享
- 比較容易停下來
- 可以小口小口的喝
- 感覺自己喝了很多

如何在不破壞喝酒聚餐氣氛的狀況下減少飲酒量

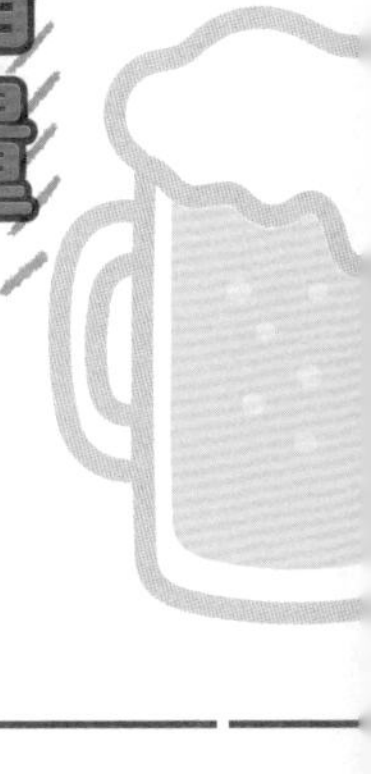

接待、歡迎會、歡送會等商務場合往往少不了酒局。對商務人士來說，酒局也是一種交流的機會，所以很難特立獨行，與其他人選擇不同的飲酒方式，也可能導致難以減少酒量。

因此，我想在此教大家一招能在不破壞喝酒聚餐氣氛下減少飲酒量的方式。

首先，在乾杯時將啤酒杯換成瓶裝啤酒，就是一個非常有效的方式（P84）。只要不經意地替對方倒啤酒，就能減少自己的飲酒量。

接著，請試著不要把酒喝光，**在酒杯裡留一些酒吧。**因為有些熱情的人，只要看到空杯，就會主動幫忙倒酒。

點燒酎和威士忌等需要稀釋物的酒類時，請主動著手調配吧。只要把水或蘇打水的比例提高，就能減少酒精量。

為了避免讓血液中的酒精濃度急劇上升，**在喝酒時不時補充水分**相當重要。請記得，每喝1ℓ的啤酒，身體就會排出1.1ℓ的水分。若無法避免乾杯，請不要持續喝酒。**先吃點下酒菜，**也是避免太快醉的方式。

還有，可以**在酒局前老實告知不會參加續攤，以及自己正在減酒的事。如此一來，既能避免不必要的擔憂，也是一種體貼的表現。**

在酒局上順利減酒的方法

不讓酒杯空掉

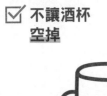

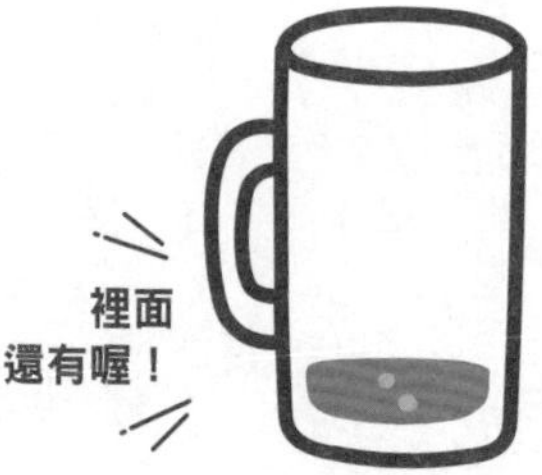
裡面
還有喔！

在酒局途中喝水

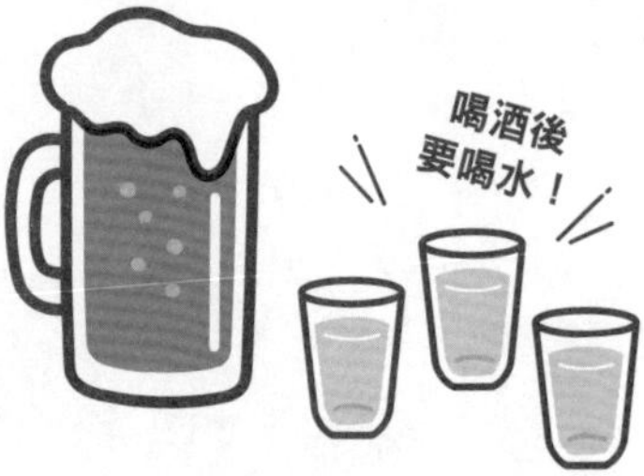
喝酒後
要喝水！

不經意地替對方倒酒

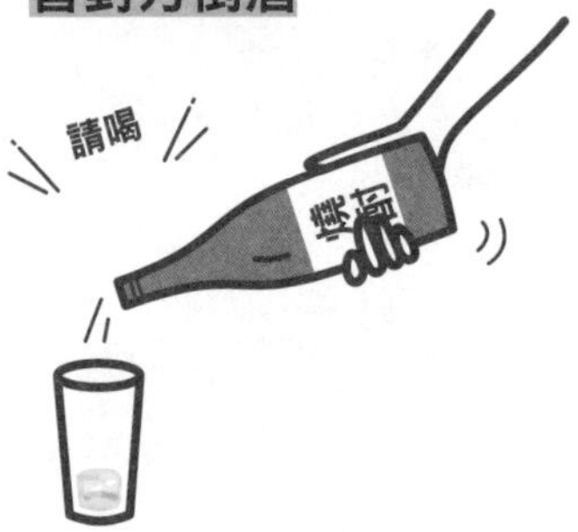
請喝
燒酎

多加稀釋物把酒調淡

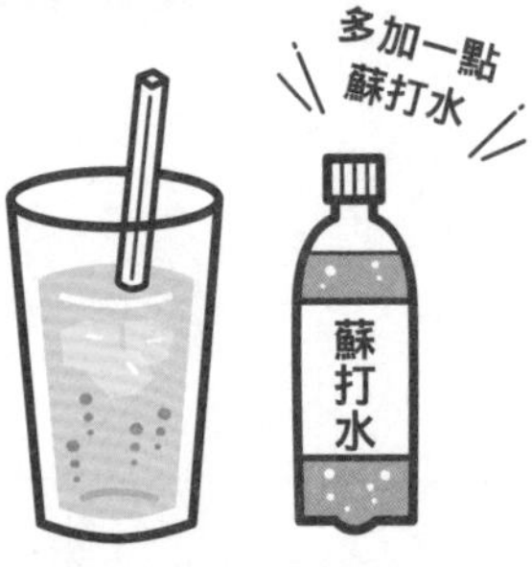
多加一點
蘇打水
蘇打水

先吃再喝

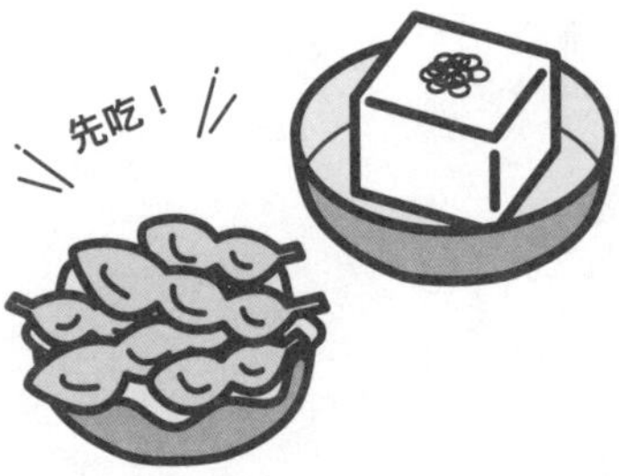
先吃！

事先表達正在減少飲酒量

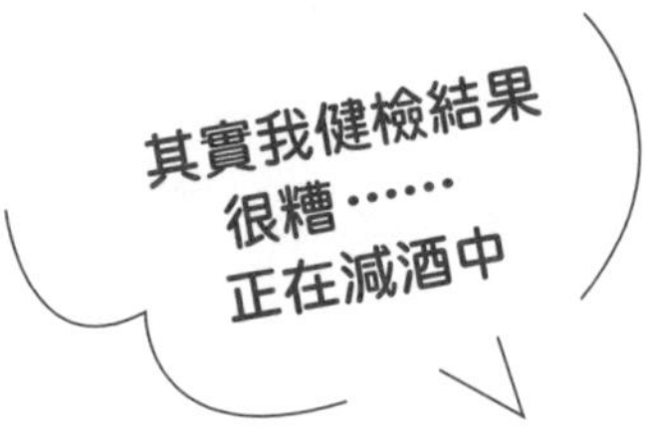
其實我健檢結果
很糟……
正在減酒中

13 應該趁能喝時盡量喝嗎？

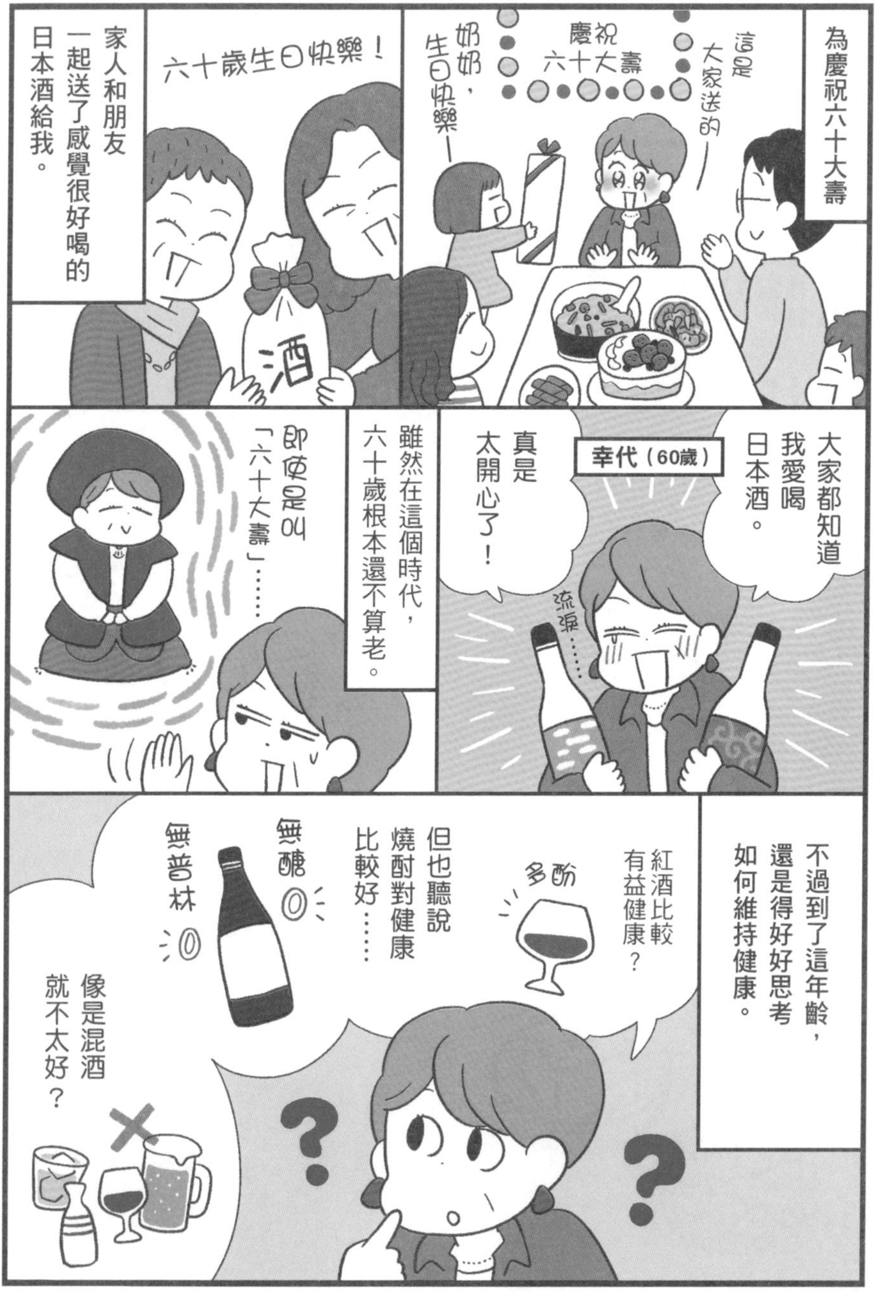

為慶祝六十大壽
這是大家送的——
慶祝 六十大壽
奶奶，生日快樂——
家人和朋友一起送了感覺很好喝的日本酒給我。
六十歲生日快樂！
酒
大家都知道我愛喝日本酒。
幸代（60歲）
真是太開心了！
流淚……
雖然在這個時代，六十歲根本還不算老。
即使是叫「六十大壽」……
不過到了這年齡，還是得好好思考如何維持健康。
紅酒比較有益健康？
多酚
但也聽說燒酎對健康比較好……
無醣
無普林
像是混酒就不太好？

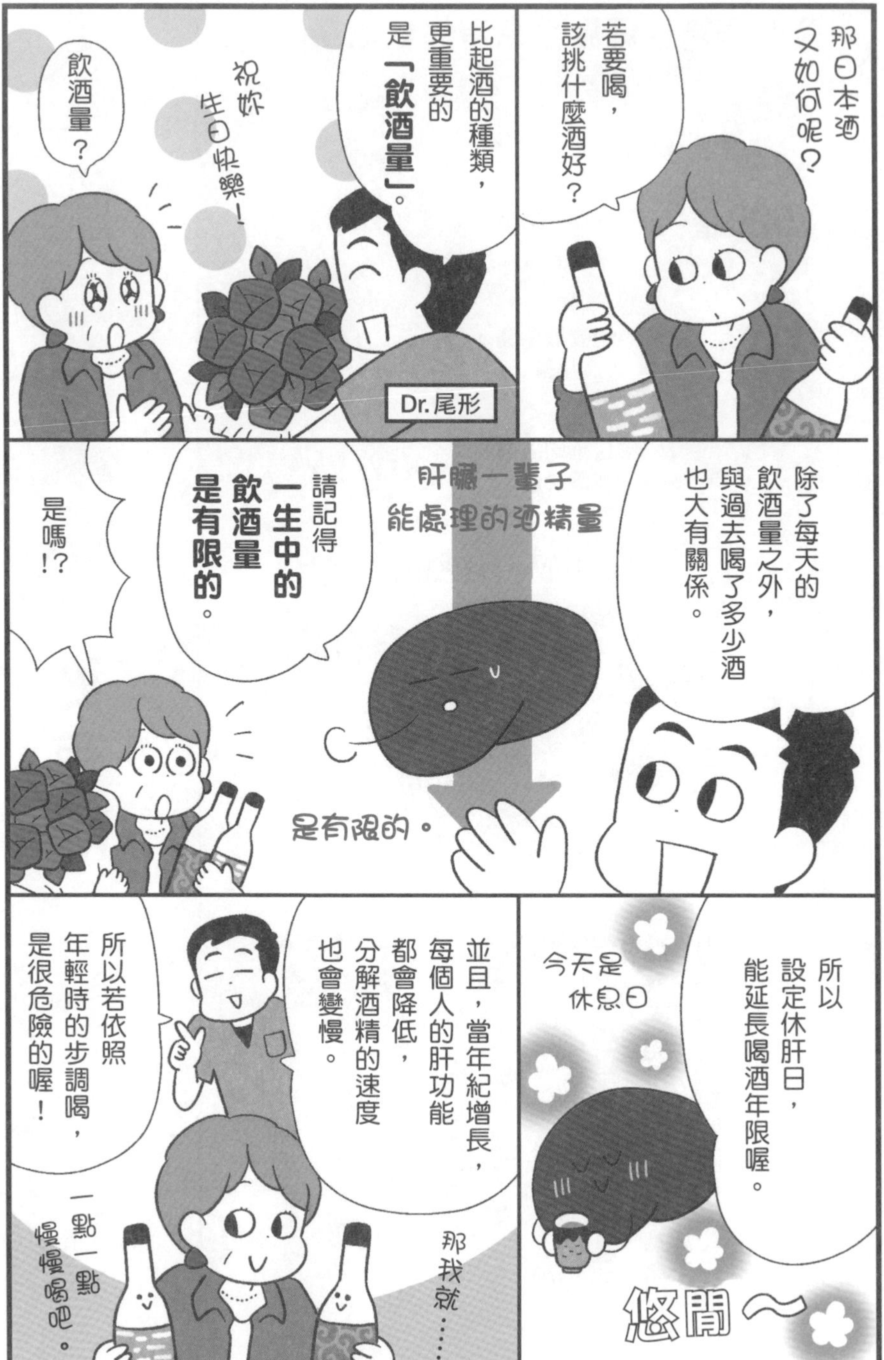
那日本酒又如何呢？
若要喝，該挑什麼酒好？
比起酒的種類，更重要的是「飲酒量」。
祝妳生日快樂！
飲酒量？
Dr.尾形
除了每天的飲酒量之外，與過去喝了多少酒也大有關係。
肝臟一輩子能處理的酒精量
是有限的。
請記得一生中的飲酒量是有限的。
是嗎!?
所以設定休肝日，能延長喝酒年限喔。
今天是休息日
悠閒～
並且，當年紀增長，每個人的肝功能都會降低，分解酒精的速度也會變慢。
所以若依照年輕時的步調喝，是很危險的喔！
那我就……
一點一點慢慢喝吧。

人一生的飲酒量其實有限

罹患酒精性肝硬化患者的飲酒量

男性		女性
1,520kg	平均總飲酒量	1,050kg
37.8年（63.9歲）	平均飲酒期間及年齡	30.0年（56.9歲）
109.3g	每日平均攝取純酒精量	101.1g

當持續每日攝取超過100g（日本酒五合左右）的純酒精量……

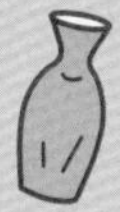

男性 40年 / 女性 30年 就會演變為肝硬化

出處：堀江義則等，日本消化器病學會誌，2015;112:1630-1640。

這資訊有點老舊，二〇一二年的調查中，患有酒精性肝硬化的男性，平均總飲酒量為1520kg，女性則為1050kg。而平均年齡則是男性63.9歲，女性56.9歲，每日攝取純酒量超過100g。**但若把上限控制在60g（女性或喝酒會臉紅的人為40g）以內，就能避免肝硬化。**

在P91頁中將介紹紀錄酒量的APP，若認為自己飲酒量偏多，試著記錄三個月飲酒量吧！

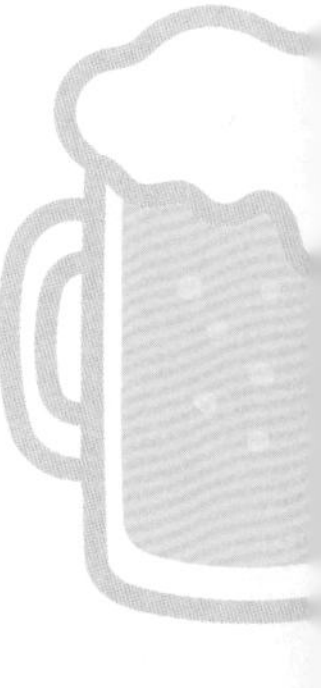

了解自己的酒量非常重要

來做飲酒紀錄吧！

能做飲酒紀錄的手機APP

減酒にっき
（減酒日記）
製作：㊅塚製藥（株）
價格：免費

※除了「減酒日記」外，還有許多能做飲酒紀錄的APP，請選擇自己習慣的APP。也可用手寫做紀錄。

STEP 1
從日曆點下欲做紀錄的日子

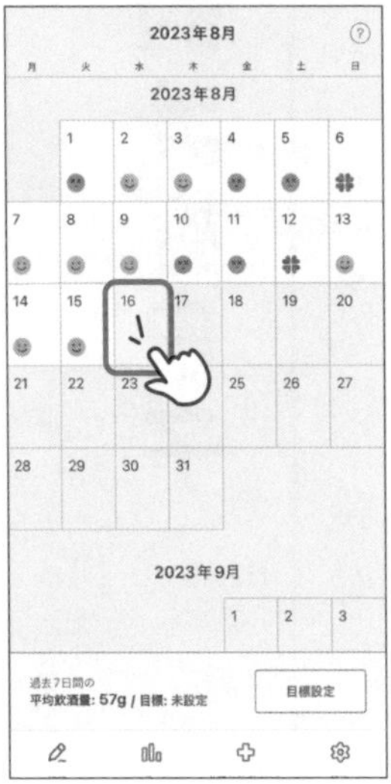

STEP 2
記錄有無喝酒，有喝酒時記錄喝的內容

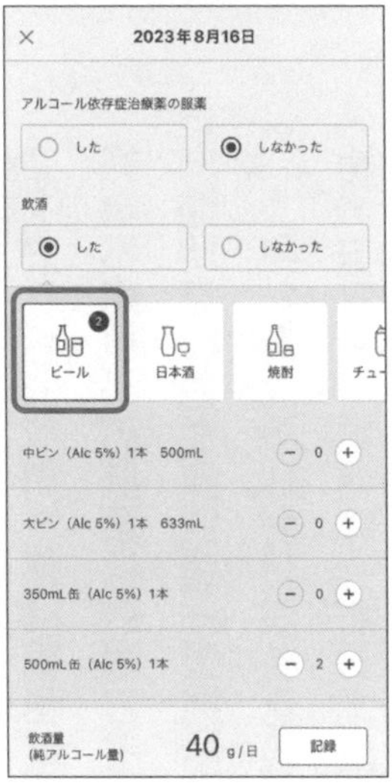

STEP 3
觀看飲酒紀錄報告

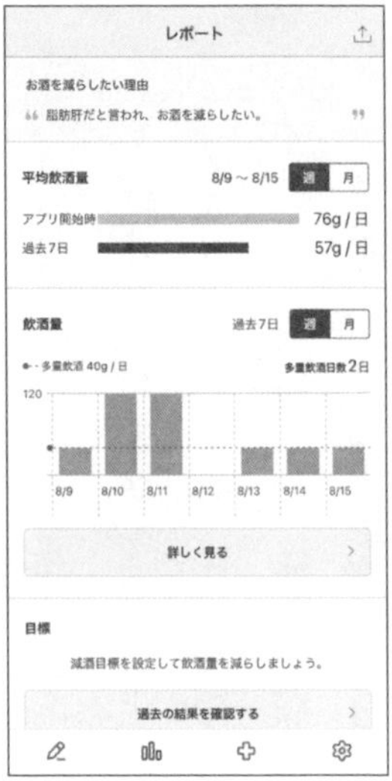

休肝日是「增加飲酒量儲蓄」的美好日子

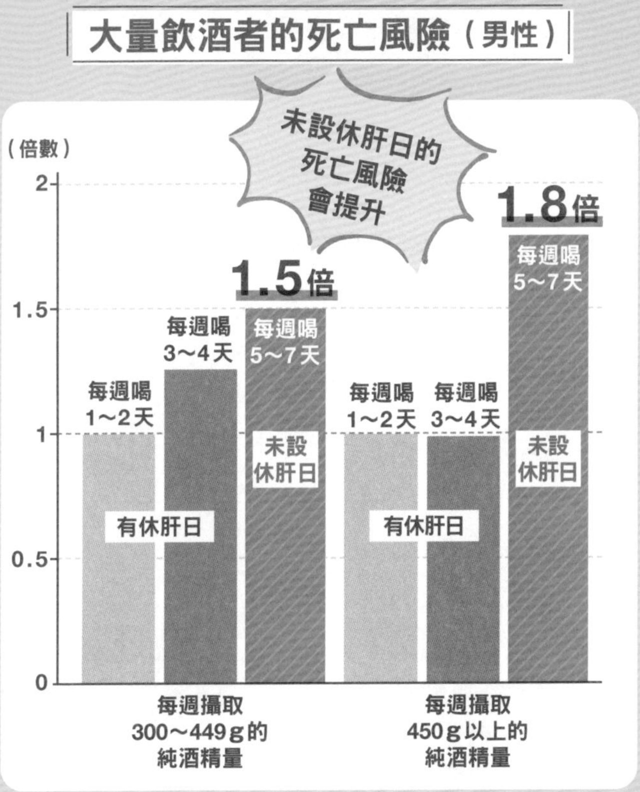
大量飲酒者的死亡風險（男性）
未設休肝日的死亡風險會提升
（倍數）
2
1.5
1
0.5
0
1.5倍
1.8倍
每週喝1～2天
每週喝3～4天
每週喝5～7天
有休肝日
未設休肝日
每週攝取300～449g的純酒精量
每週攝取450g以上的純酒精量

出處：T Marugame, et al. Am J Epidemiol. 2007; 165 (9) : 1039-1046.

減酒時，大家可以養成設定休肝日的習慣。**休肝日也就是完全不喝酒，讓肝臟休息的日子。一開始可以先從每週選一天開始。**

雖然有人說休肝日沒有意義，但過去曾有一項研究，將日本國內40～69歲、約四萬兩千名的男性，分為有設休肝日，每週飲酒1～4日的小組，與每週喝五天以上，未設定休肝日的小組，比較兩組的死亡風險。結果顯示，**比起有設定休肝日的小組，未設定休肝日的小組**

持續執行休肝日的訣竅

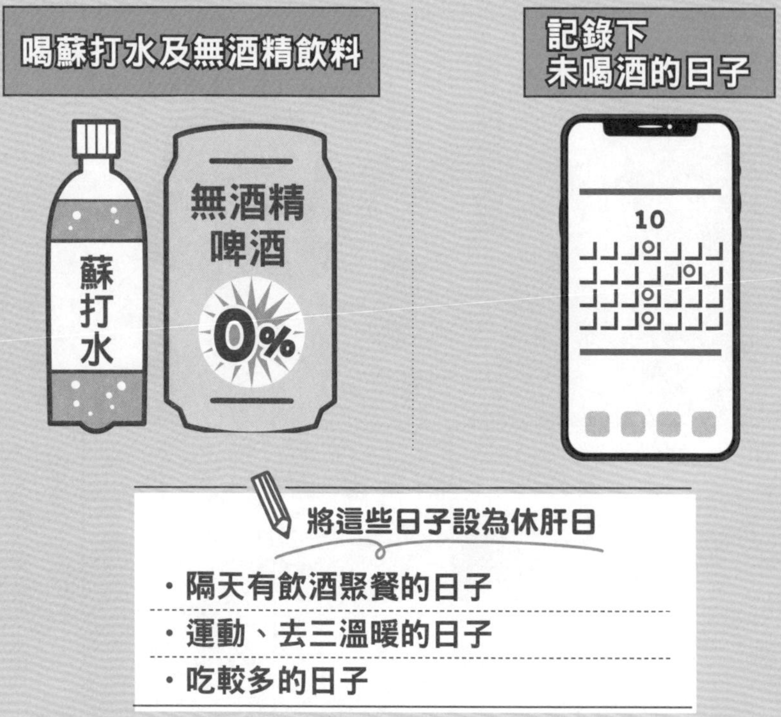
喝蘇打水及無酒精飲料
記錄下
未喝酒的日子
蘇打水
無酒精
啤酒
0%
10
將這些日子設為休肝日
・隔天有飲酒聚餐的日子
・運動、去三溫暖的日子
・吃較多的日子

死亡風險較高（P92上圖）。

維持休肝日習慣的祕訣，就是不要固定每週休肝日的時間，而是採取每月設定五天的方式，比較容易達成。**只要記錄下沒喝酒的日子，就能提升成就感。**由於只要未攝取酒精即可，因此**也能改喝無酒精飲料（酒精濃度0.00%）。**若只要喝到氣泡的口感即能滿足的人，建議可以改喝蘇打水。

試著將隔天有飲酒聚餐的日子、運動當天，或在三溫暖流了許多汗的日子設定為休肝日吧。**若將吃得比較多的日子設定為休肝日，也能避免脂肪堆積。**

其實休肝日，是個能為未來爭取更多幸福喝酒時光的好日子。

※插畫中記載的「無酒精啤酒」、「微酒精啤酒」正式名稱為「淡啤酒飲料」。

14 為喝酒聚餐準備「薑黃」，保護肝臟？

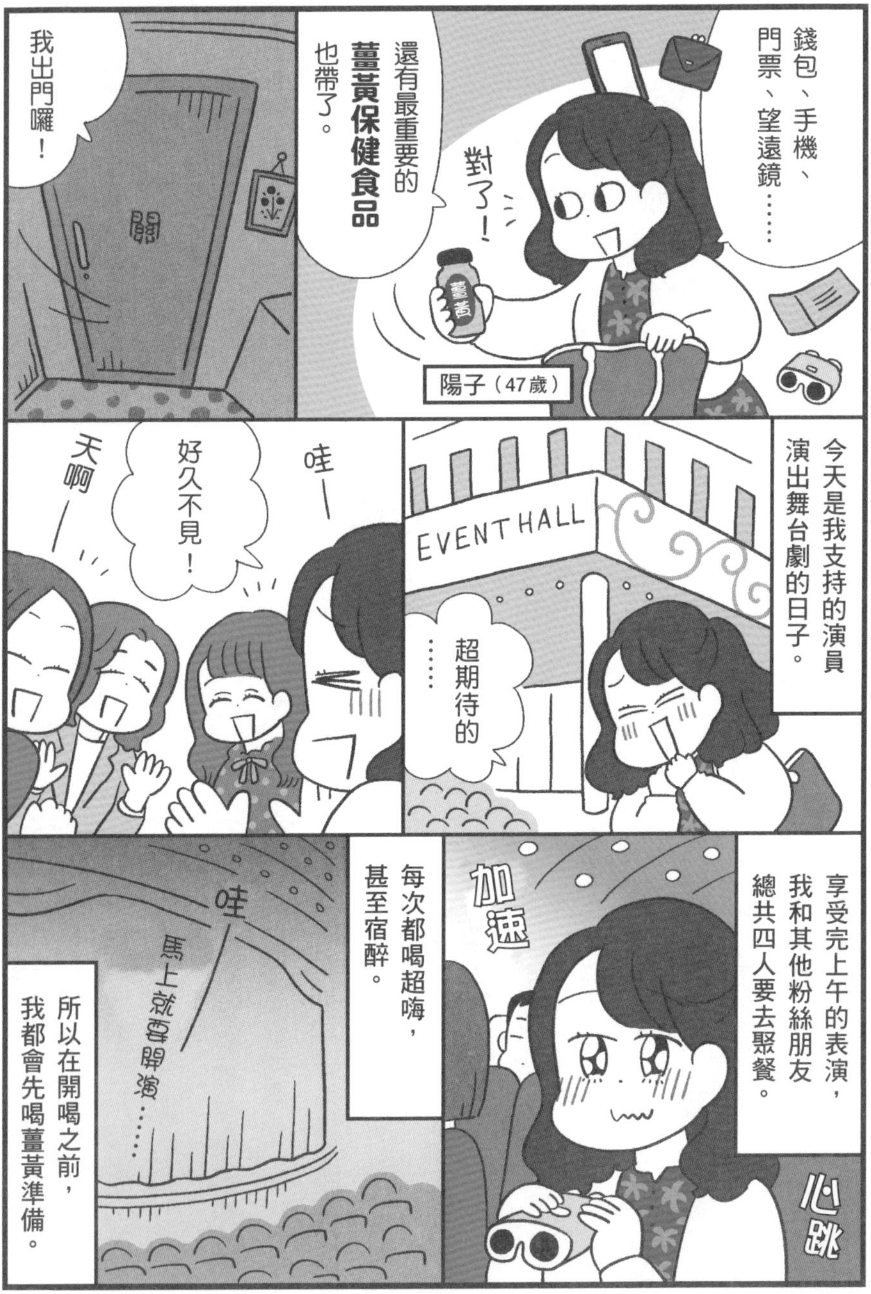
錢包、手機、門票、望遠鏡……
對了！
還有最重要的**薑黃保健食品**也帶了。
薑黃
陽子（47歲）
我出門囉！
關
今天是我支持的演員演出舞台劇的日子。
EVENT HALL
超期待的……
哇—
好久不見！
天啊—
享受完上午的表演，我和其他粉絲朋友總共四人要去聚餐。
加速
心跳
每次都喝超嗨，甚至宿醉。
哇
馬上就要開演……
所以在開喝之前，我都會先喝薑黃準備。

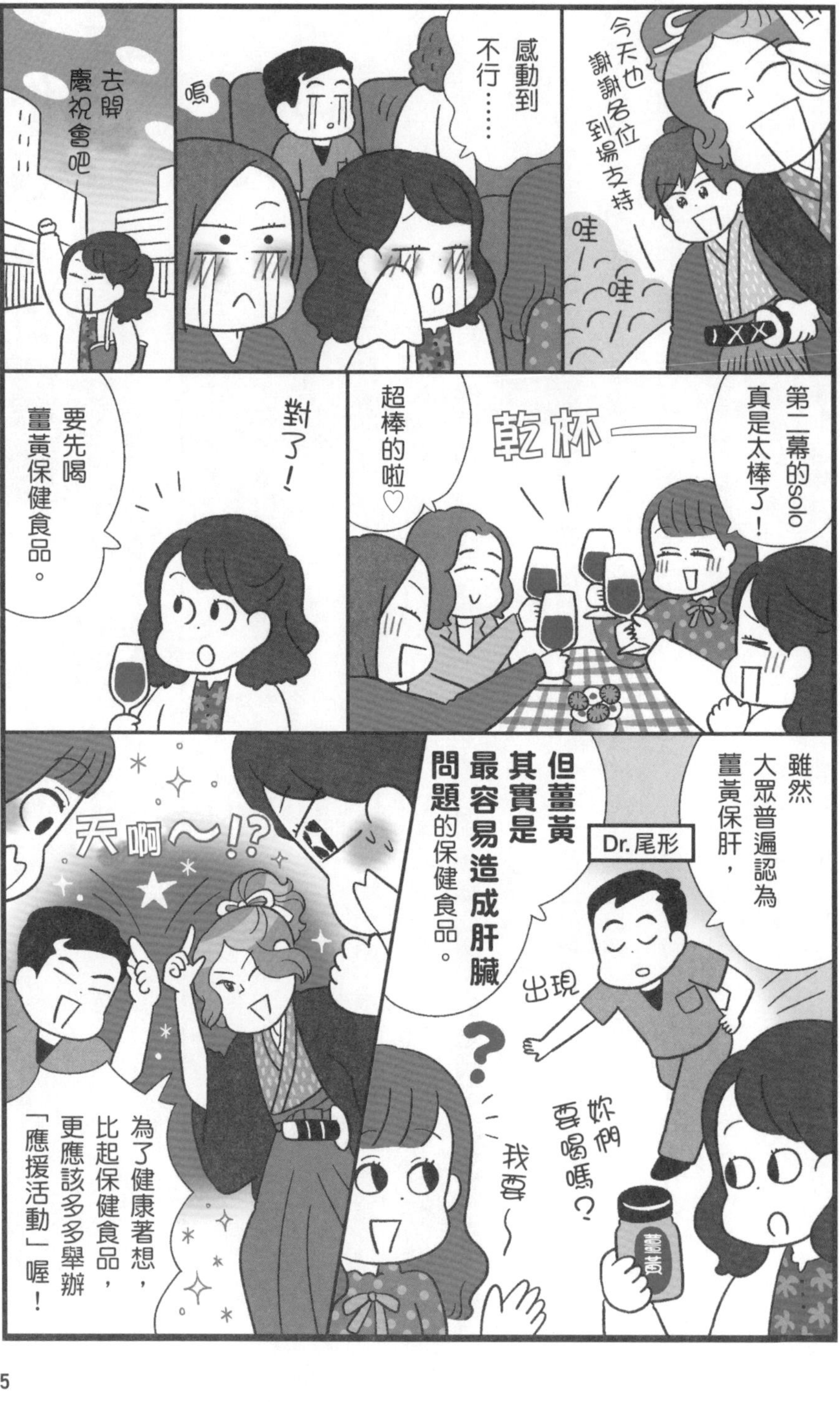
今天也謝謝各位到場支持
哇
哇
感動到不行……
嗚
去開慶祝會吧
第二幕的solo真是太棒了！
乾杯——
超棒的啦♡
對了！
要先喝薑黃保健食品。
雖然大眾普遍認為薑黃保肝，
Dr.尾形
但薑黃其實是最容易造成肝臟問題的保健食品。
出現
妳們要喝嗎？
薑黃
?
我要～
天啊～!?
為了健康著想，比起保健食品，更應該多多舉辦「應援活動」喔！

預防宿醉的薑黃反而會引發肝臟問題

你們是否會為了保肝，在飲酒聚餐前先喝下薑黃飲品及服用保健食品呢？其實這個習慣可能反而會造成肝臟的負擔。

二〇〇五年，日本肝臟學會針對民間藥品及健康食品等健保未負擔的藥品，實施了關於藥物性肝損傷的調查。

結果顯示，**造成藥物性肝損傷的原因之中，薑黃比例最高。**且高達總體的24.8%，遠超過第二名的巴西蘑菇，（P97圖）。

由於此研究只是預設會喝薑黃的人多半飲酒量也高，而推斷出此結論。因此無法肯定問題出自薑黃。但至少可以確定**目前沒有足夠的科學根據，能證明薑黃具有預防宿醉和改善肝功能等效果。**為了減少對肝臟的負荷，我在看診時也會請患者不要服用任何保健類食品。

在不依靠薑黃的狀況下**防止宿醉的重點，就是不要讓血液中的酒精濃度過度上升。**在喝酒時，請喝與酒同等或更多分量的水，防止脫水吧。此外，只要不在空腹的狀況下喝酒，就能減緩酒精的吸收速度。

雖然喝完酒回家後，會很想立刻躺下，但請儘量忍耐。因為在清醒的狀態下，酒精的分解速度會比較快。但無論如何，避免宿醉最佳的方式，就是「不要喝過頭」。

民間藥品、健康食品中導致肝功能問題的藥物

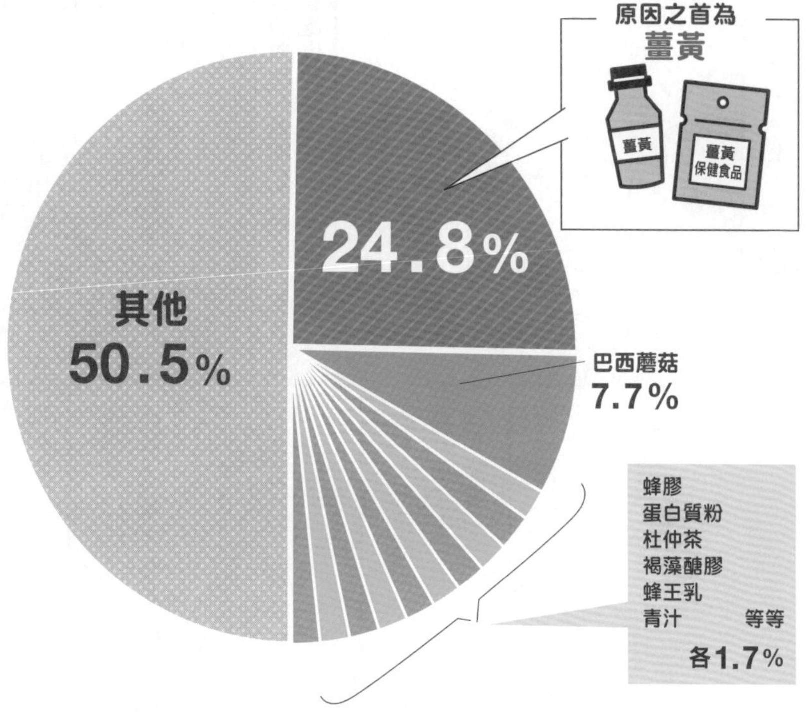

出處：恩地森一等，肝臟，2005；46卷（3）：142-148。

為了避免宿醉

- ☑ 喝與酒等量或更多的水
- ☑ 不空腹飲酒
- ☑ 喝完酒不立刻躺下

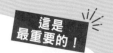

這是最重要的！

不過度飲酒導致宿醉

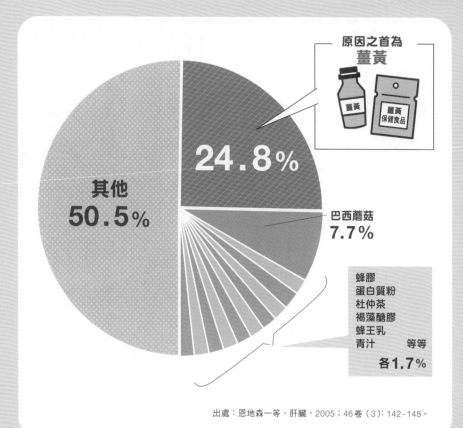

15 尿酸過高，應該少喝啤酒，改喝燒酎？

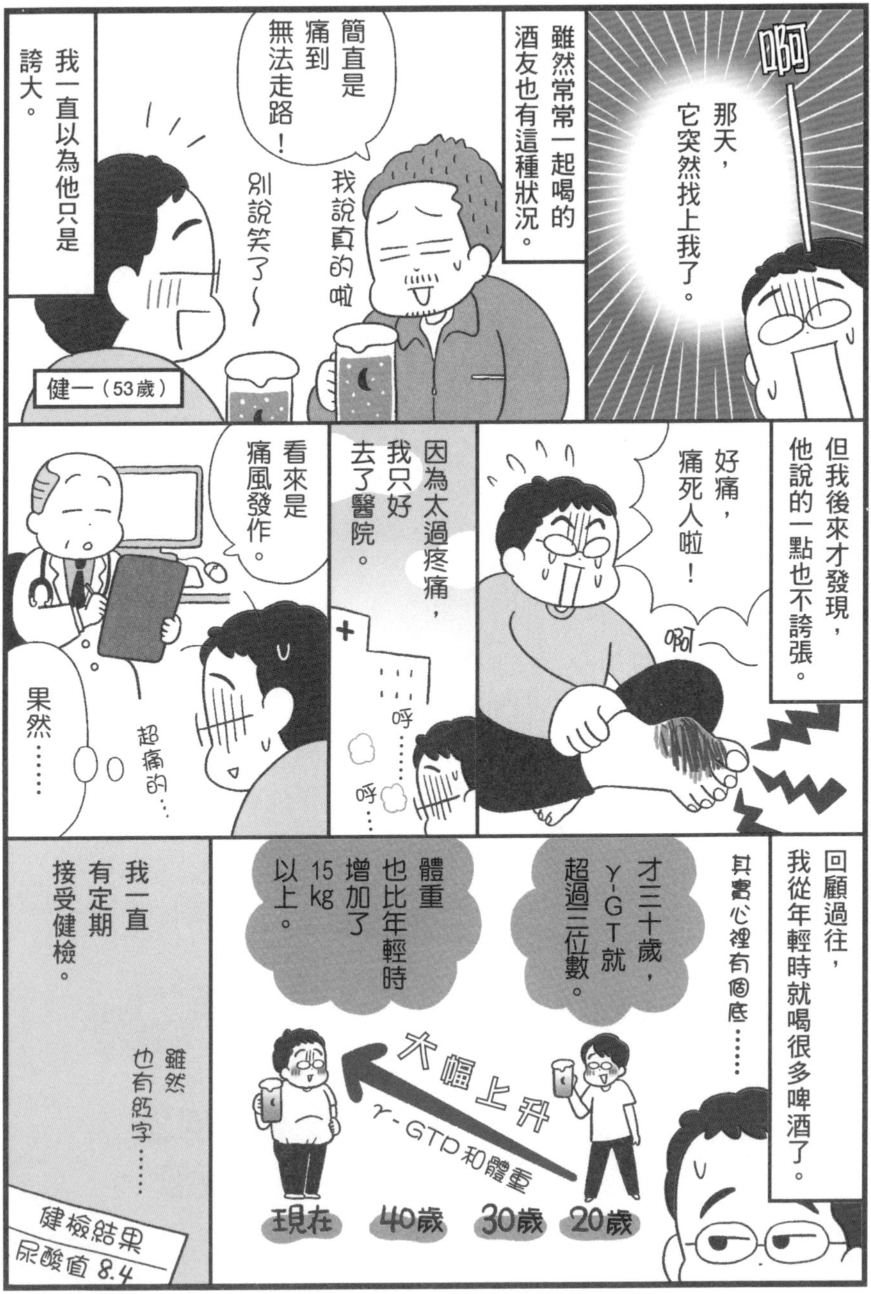
啊
那天，它突然找上我了。
雖然常常一起喝的酒友也有這種狀況。
簡直是痛到無法走路！
我說真的啦
別說笑了～
我一直以為他只是誇大。
健一（53歲）
但我後來才發現，他說的一點也不誇張。
好痛，痛死人啦！
啊
因為太過疼痛，我只好去了醫院。
呼……
呼……
看來是痛風發作。
超痛的……
果然……
回顧過往，我從年輕時就喝很多啤酒了。
其實心裡有個底……
才三十歲，γ-GT就超過三位數。
體重也比年輕時增加了15kg以上。
大幅上升
γ-GTP和體重
20歲
30歲
40歲
現在
我一直有定期接受健檢。
雖然也有紅字……
健檢結果
尿酸值 8.4

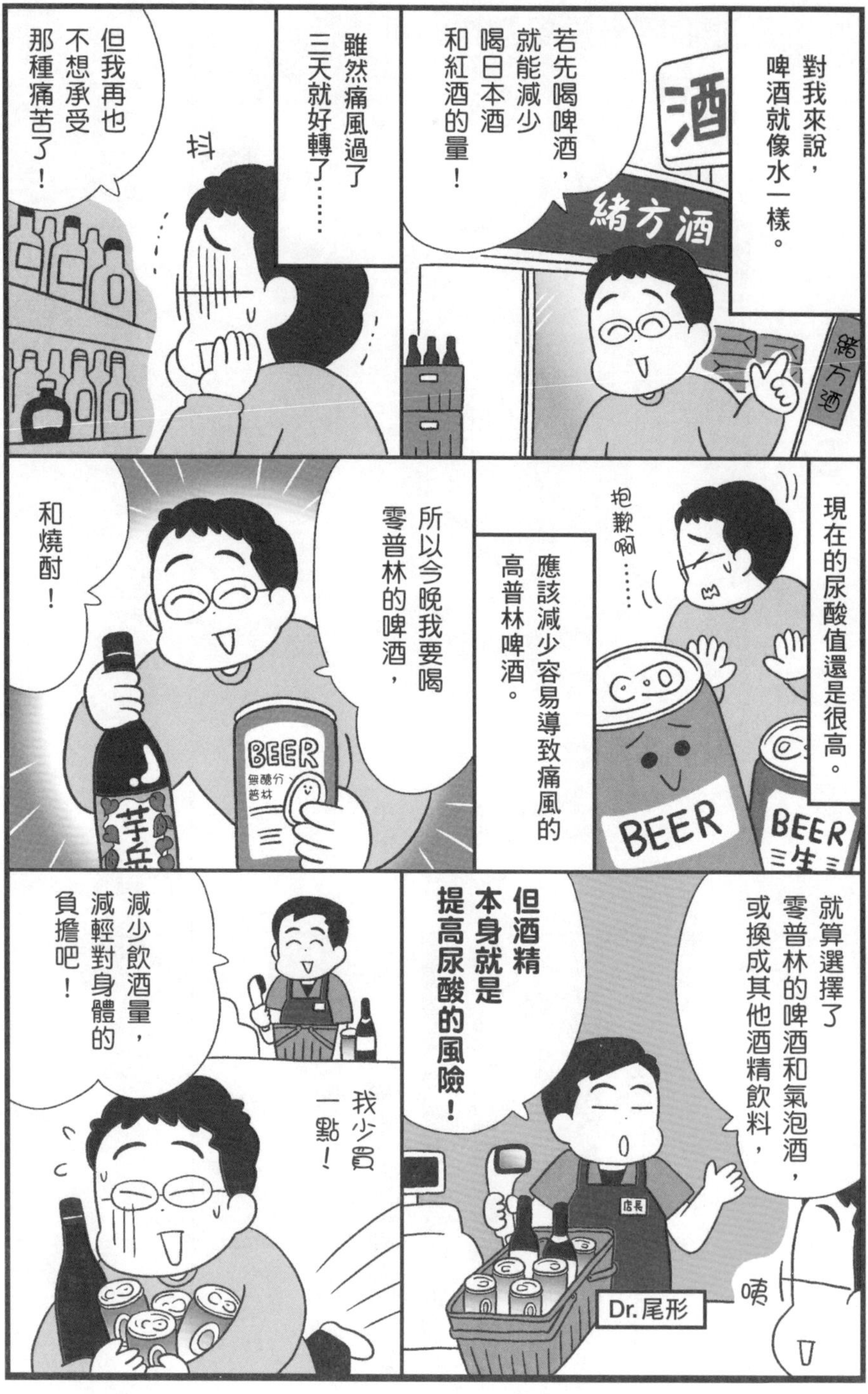
對我來說，啤酒就像水一樣。
酒
緒方酒
緒方酒
若先喝啤酒，就能減少喝日本酒和紅酒的量！
雖然痛風過了三天就好轉了……
抖
但我再也不想承受那種痛苦了！
現在的尿酸值還是很高。
抱歉啊……
應該減少容易導致痛風的高普林啤酒。
BEER
BEER
生
所以今晚我要喝零普林的啤酒，
和燒酎！
BEER
芋
就算選擇了零普林的啤酒和氣泡酒，或換成其他酒精飲料，
但酒精本身就是提高尿酸的風險！
店長
Dr.尾形
減少飲酒量，減輕對身體的負擔吧！
我少買一點！

不只是啤酒，所有酒都有讓尿酸變高的風險

「痛風」之所以被如此命名，是因為即使只是風吹過，都會感到疼痛。**痛風是由於血液中尿酸濃度變高所引起的。當尿酸超越7.0mg／dℓ時，就會被診斷為「高尿酸血症」。**

尿酸是老舊細胞被分解時所產生的老廢物質，通常會隨著尿液及糞便排出體外。但由於難溶於體液的性質，當過度增加，又或是排泄的力量變弱時，尿酸就會被堆積在體內。

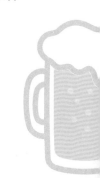

高尿酸血症及痛風發作的可能性

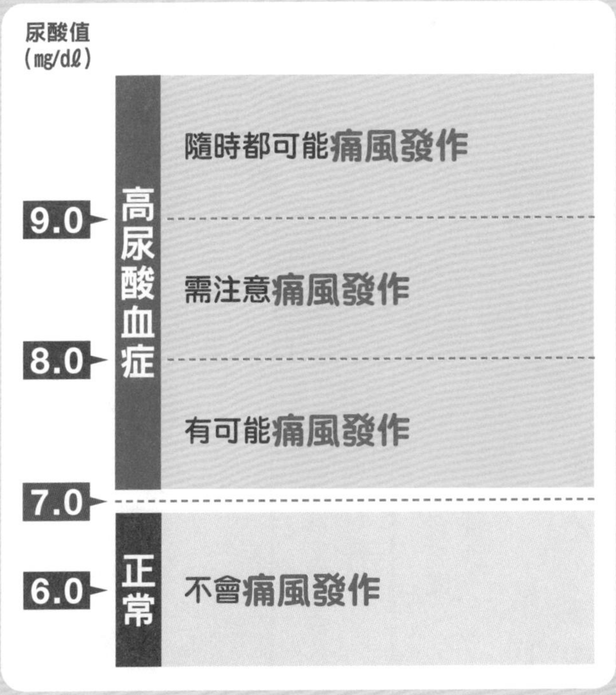
尿酸值
（mg/dℓ）
隨時都可能痛風發作
9.0
高尿酸血症
需注意痛風發作
8.0
有可能痛風發作
7.0
正常
6.0
不會痛風發作

出處：根據日本痛風、核酸代謝學會指南改訂委員會「2019年改訂 高尿酸血症、痛風治療指南第三版」（診斷與治療社）製作。

酒精攝取量與痛風發病風險

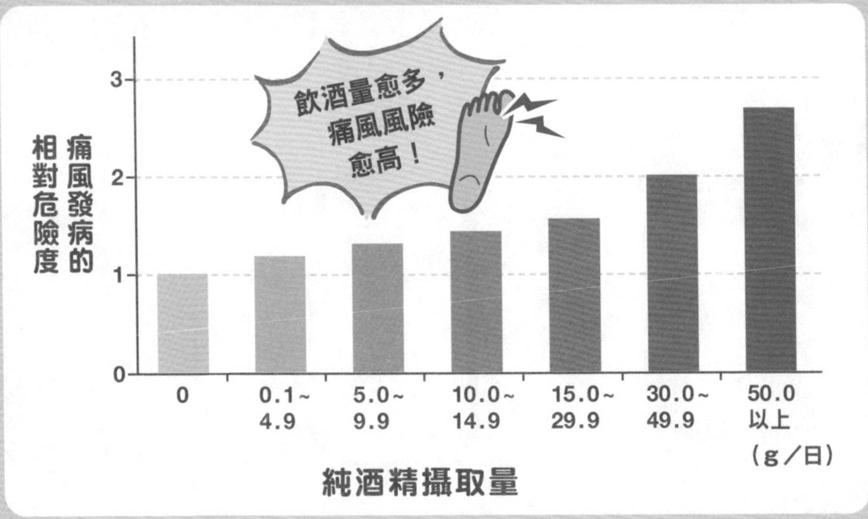
飲酒量愈多，
痛風風險
愈高！
痛風發病的
相對危險度
3
2
1
0
0
0.1～
4.9
5.0～
9.9
10.0～
14.9
15.0～
29.9
30.0～
49.9
50.0
以上
（g／日）
純酒精攝取量

出處：Hyon K Choi,et al. Lancet. 2004;363(9417):1277-1281.

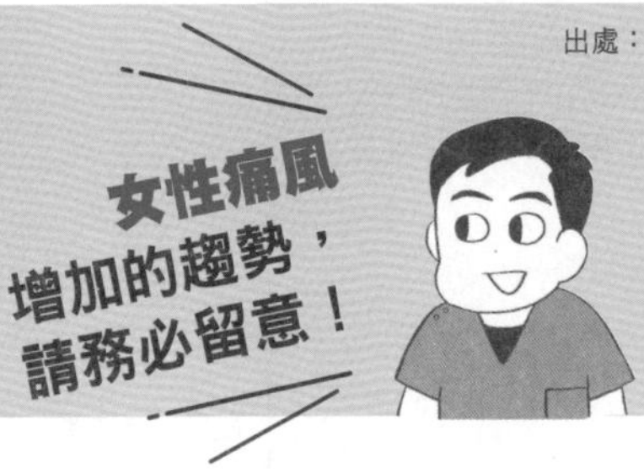
女性痛風
增加的趨勢，
請務必留意！

即便被診斷為高尿酸血症，也幾乎不會有自覺症狀。當尿酸持續增加，就會與體內的鈉結合，形成一種叫尿酸鹽的結晶，沉積在腳的關節處等。然後在某天突然痛風發作，並伴隨著劇痛。

過度攝取普林※是造成痛風的原因。當吃太多、喝過頭、運動不足等時候，痛風的風險也會變高。

聽到普林，愛酒人士第一個想到的應該就是啤酒吧。但**若以為喝燒酎及不含普林的氣泡酒就沒事，那可就錯了。因為酒本身就帶有提高尿酸的風險。**

還有報告指出，一天攝取50g以上純酒精者，痛風發作的機率為完全不喝酒者的2.5倍以上（上圖）。

※普林為細胞核中核酸的主成分。會經肝臟代謝，成為尿酸。

無酒精淡啤酒飲料中所含的普林較少

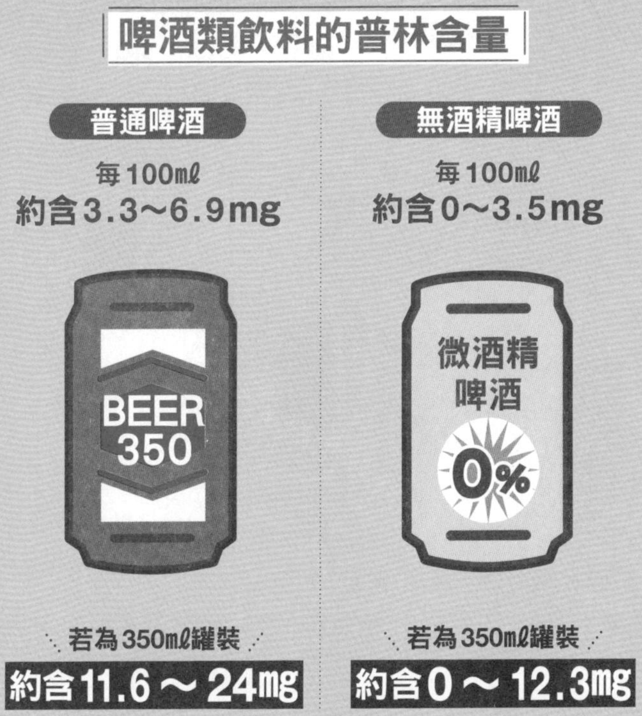
啤酒類飲料的普林含量
普通啤酒
每100mℓ
約含3.3～6.9mg
BEER
350
若為350mℓ罐裝
約含11.6～24mg
無酒精啤酒
每100mℓ
約含0～3.5mg
微酒精
啤酒
0%
若為350mℓ罐裝
約含0～12.3mg

出處：（公財）痛風、尿酸財團網站、編輯部調查。

除了普林之外，酒精本身也具有造成高尿酸血症的風險。**因此對尿酸值高的人來說，減少酒精攝取量是降低尿酸值，預防痛風最好的方式。**

而針對啤酒愛好者，則推薦無酒精淡啤酒飲料。**當喝完350mℓ的罐裝啤酒仍意猶未盡的人，可以從第二罐開始換成無酒精淡啤酒飲料。**除了能降低酒精攝取量，也能減少普林攝取，一舉兩得。

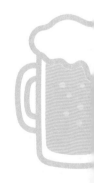

※插圖中所提及的「無酒精啤酒」，正式名稱為「淡啤酒飲料」。

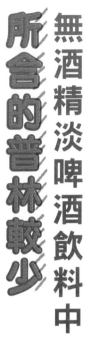

小心吃過頭

高普林的下酒菜

燉煮內臟

生雞肝

肝臟串

酒蒸鮟鱇魚肝

柚醋白子

鰹魚生魚片

魚乾

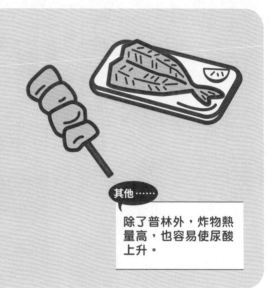

其他……

除了普林外，炸物熱量高，也容易使尿酸上升。

出處：根據日本痛風、核酸代謝學會指南改訂委員會「2019年改訂 高尿酸血症、痛風治療指南第三版」（診斷與治療社）製作。

在意尿酸值者 應減少攝取高普林食物

尿酸值高者，建議將食物中普林的攝取量，控制在一天400mg以下。普林存在於細胞核中，因此，如肝臟、白子等細胞分裂旺盛，聚集了許多小細胞的食物中就含有不少普林。而魚肉類等同時富含蛋白質的食品，雖不需要刻意避免，但仍應小心攝取過量。

16 雖然被懷疑「酒精中毒」，但……

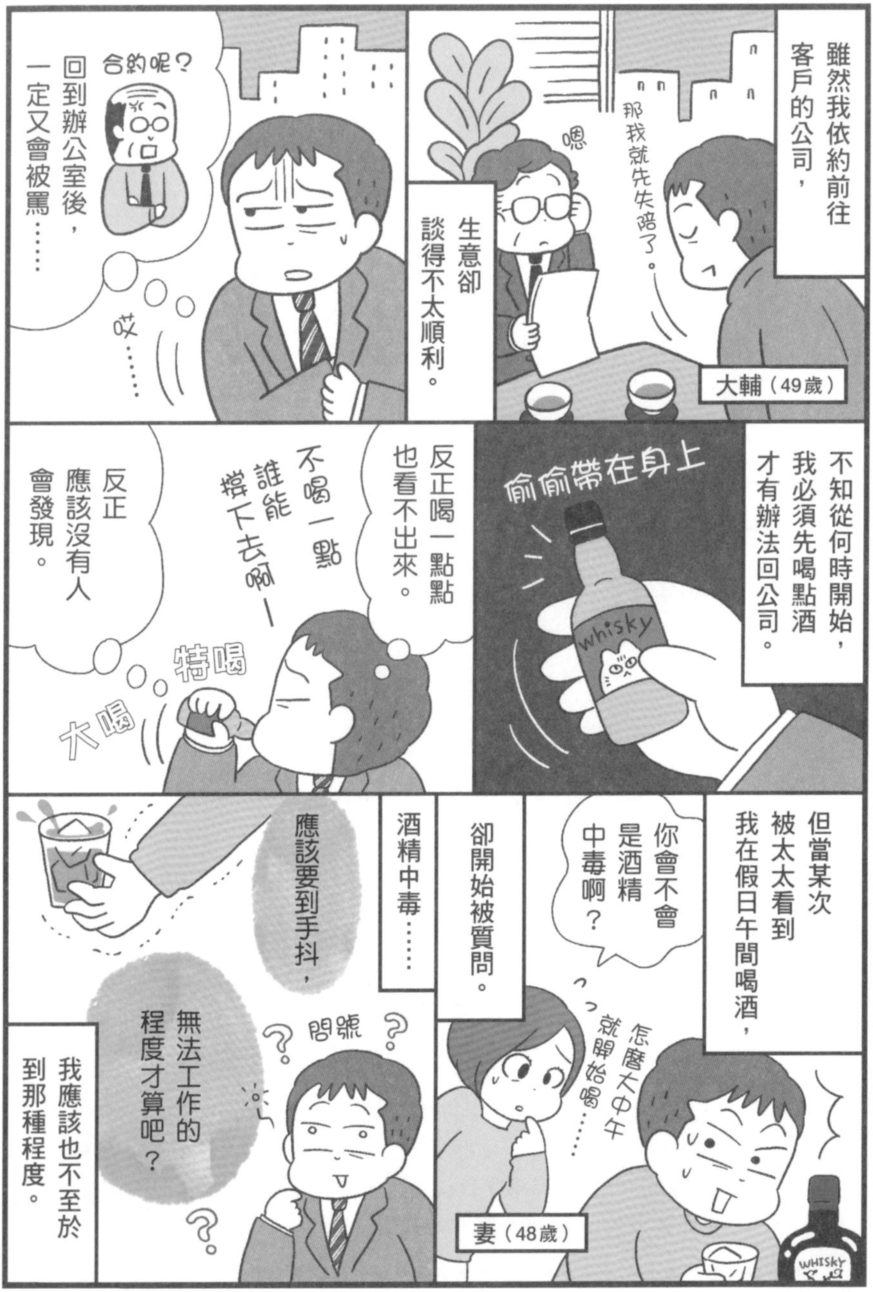
雖然我依約前往客戶的公司，
那我就先失陪了。
嗯
大輔（49歲）
生意卻談得不太順利。
合約呢？
回到辦公室後，一定又會被罵……
哎……
不知從何時開始，我必須先喝點酒才有辦法回公司。
偷偷帶在身上
whisky
反正喝一點點也看不出來。
不喝一點誰能撐下去啊－
反正應該沒有人會發現。
特喝
大喝
但當某次被太太看到我在假日午間喝酒，
你會不會是酒精中毒啊？
怎麼大中午就開始喝……
妻（48歲）
WHISKY
卻開始被質問。
酒精中毒……
應該要到手抖，
無法工作的程度才算吧？
問號
我應該也不至於到那種程度。

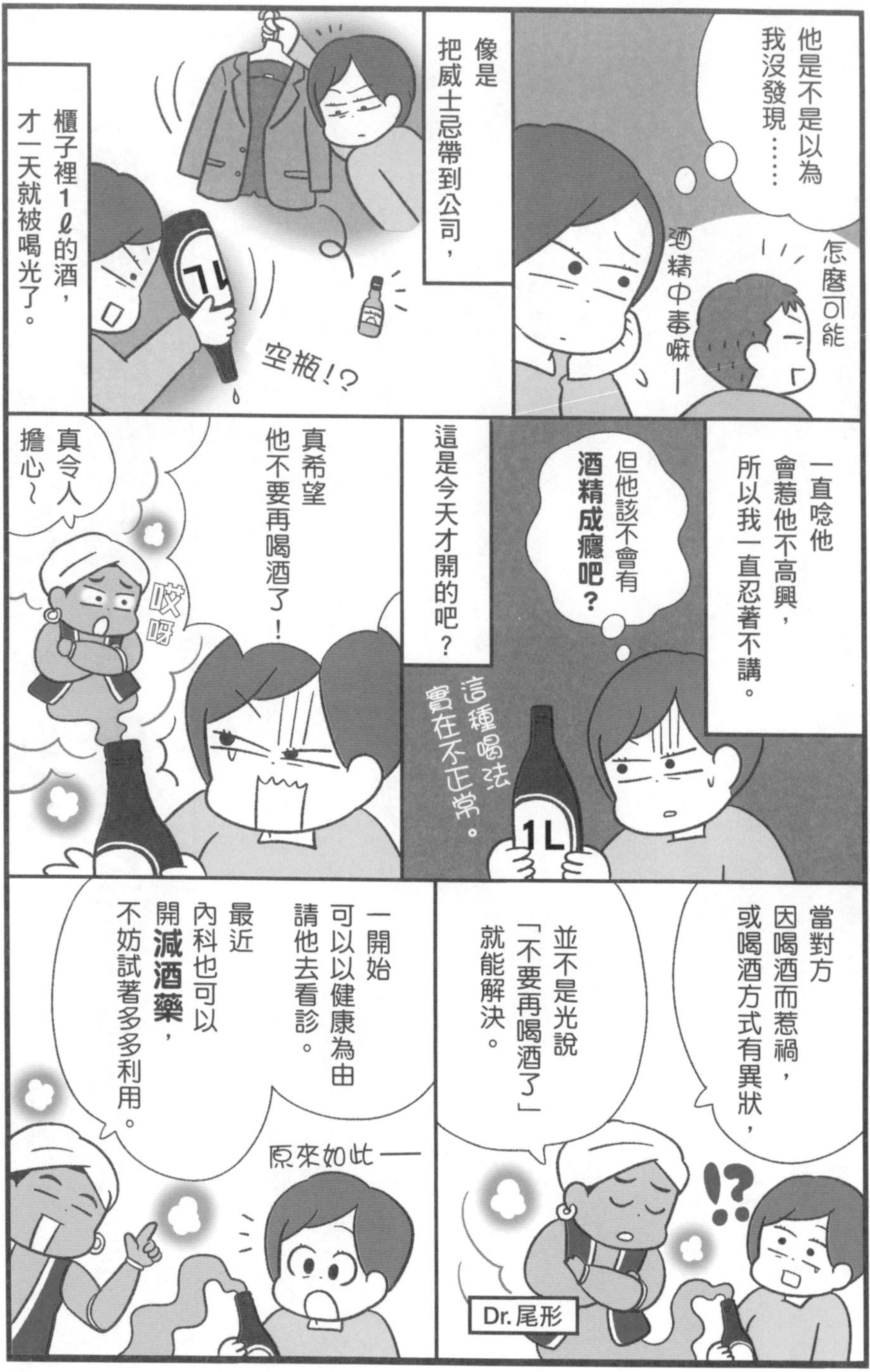
他是不是以為我沒發現……
怎麼可能
酒精中毒嘛——
像是把威士忌帶到公司，
櫃子裡1ℓ的酒，才一天就被喝光了。
1L
空瓶!?
一直唸他會惹他不高興，所以我一直忍著不講。
但他該不會有酒精成癮吧？
這種喝法實在不正常。
1L
這是今天才開的吧？
真希望他不要再喝酒了！
哎呀
真令人擔心～
當對方因喝酒而惹禍，或喝酒方式有異狀，
並不是光說「不要再喝酒了」就能解決。
!?
Dr.尾形
一開始可以以健康為由請他去看診。最近內科也可以開減酒藥，不妨試著多多利用。
原來如此——

當重要的人喝酒出現異狀，請以**確認健康狀況**為由帶至醫療機構

適量飲酒時，能讓我們感到被幸福包圍，整個人飄飄然的，心情也變很好。但如此一來也可能被這種感覺牽引，進而增加飲酒量，開始習慣大量飲酒。如此一來，**對酒精的依賴會愈來愈強，使身心發生各式各樣的問題。這就是所謂的「酒精成癮」。**

酒精成癮是一種會產生強烈飲酒需求，無法控制飲酒量的精神狀態。除此之外，當體內沒有酒精時，有時還會發生手抖、流汗等身體上的戒斷症狀。

我們往往會認為這是中年男子才容易得的疾病，但其實酒精成癮問題也遍及二、三十歲的年輕世代女子以及長者。連極其普通的商務人士之中，也有許多有酒精成癮問題的人。酒精成癮症其實就發生在我們的生活裡。

治療酒精成癮的根本之道，就是以心理、社會治療為基礎，尋求精神科領域幫助。但有酒精成癮疑慮者，通常不願承認自己有成癮問題，因此也不太可能主動前往精神科求診。

因此當感到家人、親近的人喝酒方式有異狀，**請不要責怪當事人，而是以確認健康狀況為由，督促當事人前往有肝臟專科的醫療機構就診。進行減酒，增加清醒的時間，就是治療成癮症的第一步。**

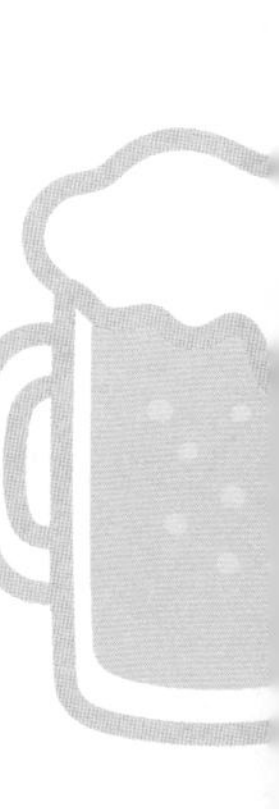

是否即將成癮的確認項目

1. ☑ 是否**每週喝四次以上**？

2. ☑ 這一個月內，是否曾發生**開始喝後就停不下來**的狀況？

3. ☑ 這一年內，是否曾被家人、朋友、醫療從業人員**建議減酒呢**？

若身邊重要的人符合其中 1 項

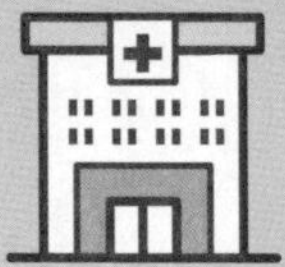

找肝臟
專科醫師商量

不責怪、
不說教

為確認健康狀況，
應督促其就診

輔助減酒的最新酒精成癮治療藥物

雖然我是肝臟專科醫生，而非治療酒精成癮的專科醫生，但針對因酒精導致肝臟問題者，除了飲食治療之外，我通常還會加上藥物治療。

長年以來，戒酒都是治療酒精成癮的唯一目標。但最近則出現了**能輔助減酒的新藥「納美芬」**，我在門診也會開立這種藥物。

因酒精成癮導致肝臟損傷者，請務必前往肝臟專科看診，討論是否應服用減酒藥物。

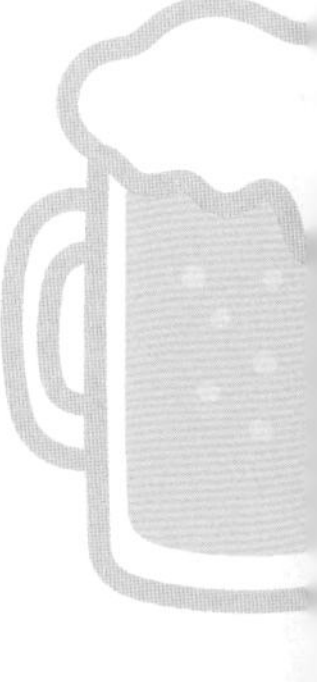

酒精成癮症的最新治療藥物

減酒藥 2019年發售	**Selincro®** （通用名：納美芬鹽酸鹽二水合物） 飲酒前1～2小時服用，作用於中樞神經系統，使飲酒之後的興奮感降低，進而減少飲酒量。
輔助戒酒藥 2013年發售	**Regtect®** （通用名：阿坎酸鈣） 用於降低減少酒精攝取時產生的不適，並能抑制因酒精刺激而產生的飲酒慾望。

出處：依據各藥物說明書。

有些內科醫師也可以開藥

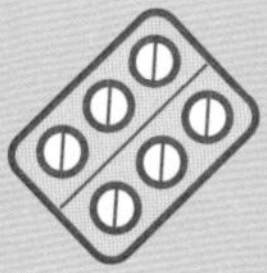

水含量隨著年齡減少

高齡人士酒精成癮案例增加

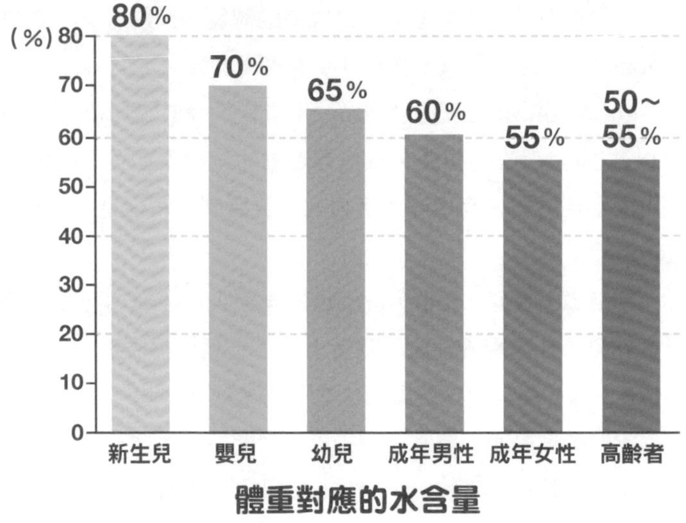

出處：環境省「中暑環境保健指南2022」。

酒量會隨著年齡增長變差

酒量隨著年齡增長而變差這件事並非錯覺。當年齡增長，肝功能便會衰退，代謝酒精的速度也跟著變慢。如此一來，即便喝了與以往等量的酒，年紀增長後，血液中的酒精濃度會更容易變高。年齡增長導致體內水含量降低，也是容易醉的主要原因。若還照著年輕時的步調喝過頭，其實非常危險。

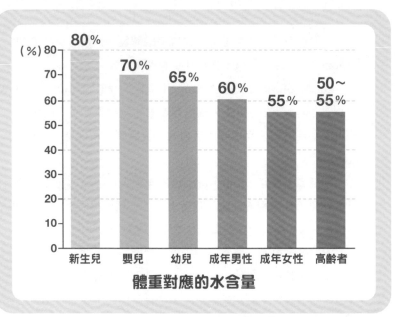

COLUMN

清醒才酷！

不飲酒的生活方式與造酒廠的策略

以歐美為首，明明並非無法喝酒的體質，卻刻意不喝酒的「sober curious」思維，在現今受到廣大迴響。

sober curious就是「sober（清醒）」和「curious（好奇心）」組合而成的詞彙。意指會喝酒的人刻意不喝，或少量飲用的生活方式。而這種生活方式的實踐者，就稱為「sober curious」。

在日本，實踐sober curious的年輕人也在增加著。飲酒量多到會提升罹患慢性病風險者中，二十歲男性佔6.4%，女性佔5.3%。與其他年齡層相比之下，其實非常低。

因為這種風潮，造酒廠開始專注於開發無酒精及微酒精飲料。另外還開始生產250㎖、135㎖等小尺寸的罐裝啤酒等等，依據消費者需求不斷拓展新商品。可以說現代是個連喝酒方式都非常多元的時代。

※厚生勞動省「令和元年 國民健康、營養調查報告」

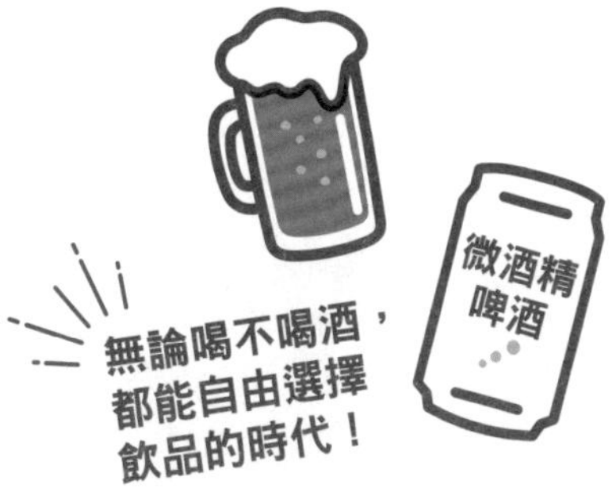
微酒精
啤酒
無論喝不喝酒，
都能自由選擇
飲品的時代！

PART 2

一輩子享受甜食的吃法

01 便利商店是甜點天堂

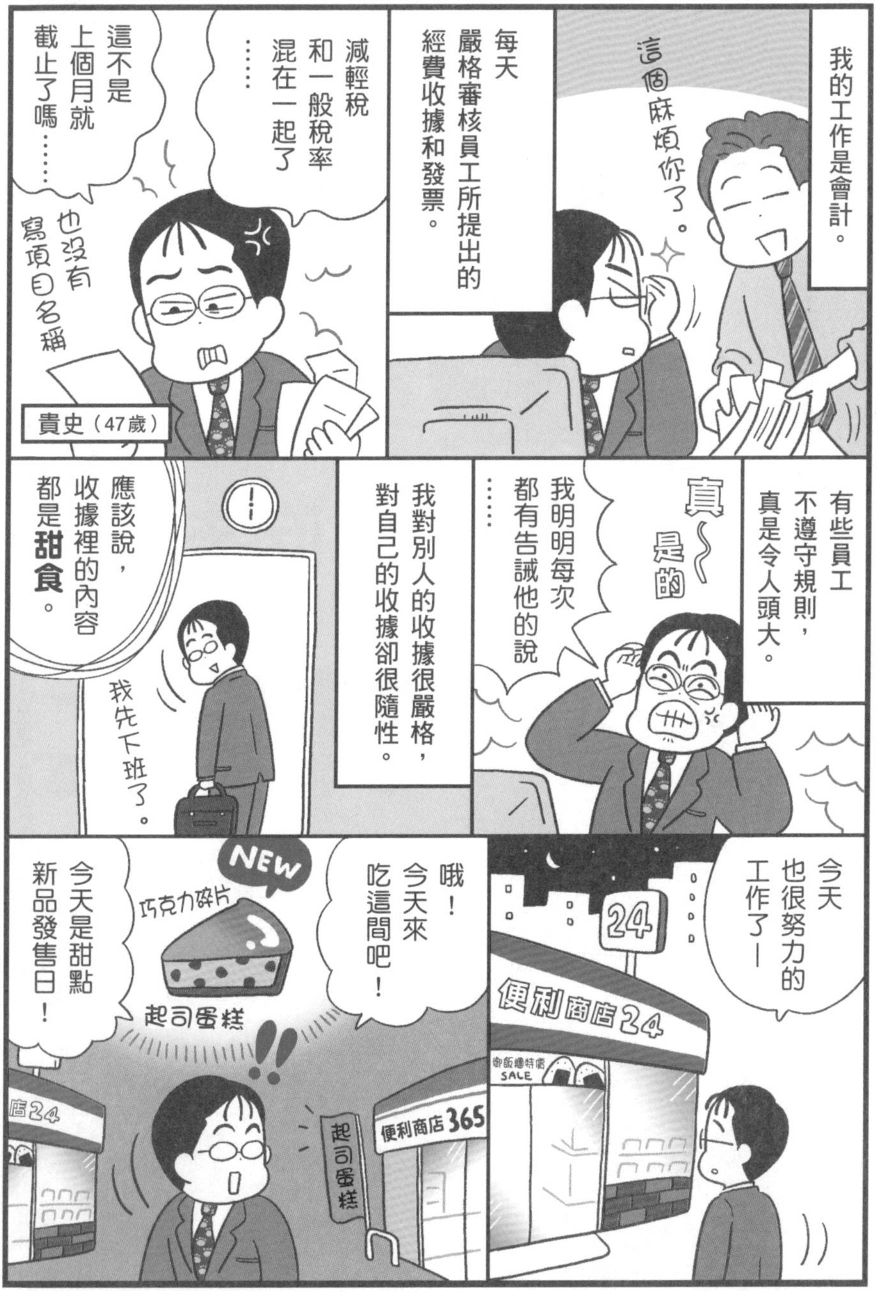

我的工作是會計。
這個麻煩你了。
每天嚴格審核員工所提出的經費收據和發票。
減輕稅和一般稅率混在一起了……
這不是上個月就截止了嗎……
也沒有寫項目名稱
貴史（47歲）
有些員工不遵守規則，真是令人頭大。
真～是的
我明明每次都有告誡他的說……
我對別人的收據很嚴格，對自己的收據卻很隨性。
應該說，收據裡的內容都是甜食。
我先下班了。
今天也很努力的工作了ー
24
便利商店24
御飯糰特價
SALE
哦！今天來吃這間吧！
NEW
巧克力碎片
起司蛋糕
今天是甜點新品發售日！
起司蛋糕
店24
便利商店365

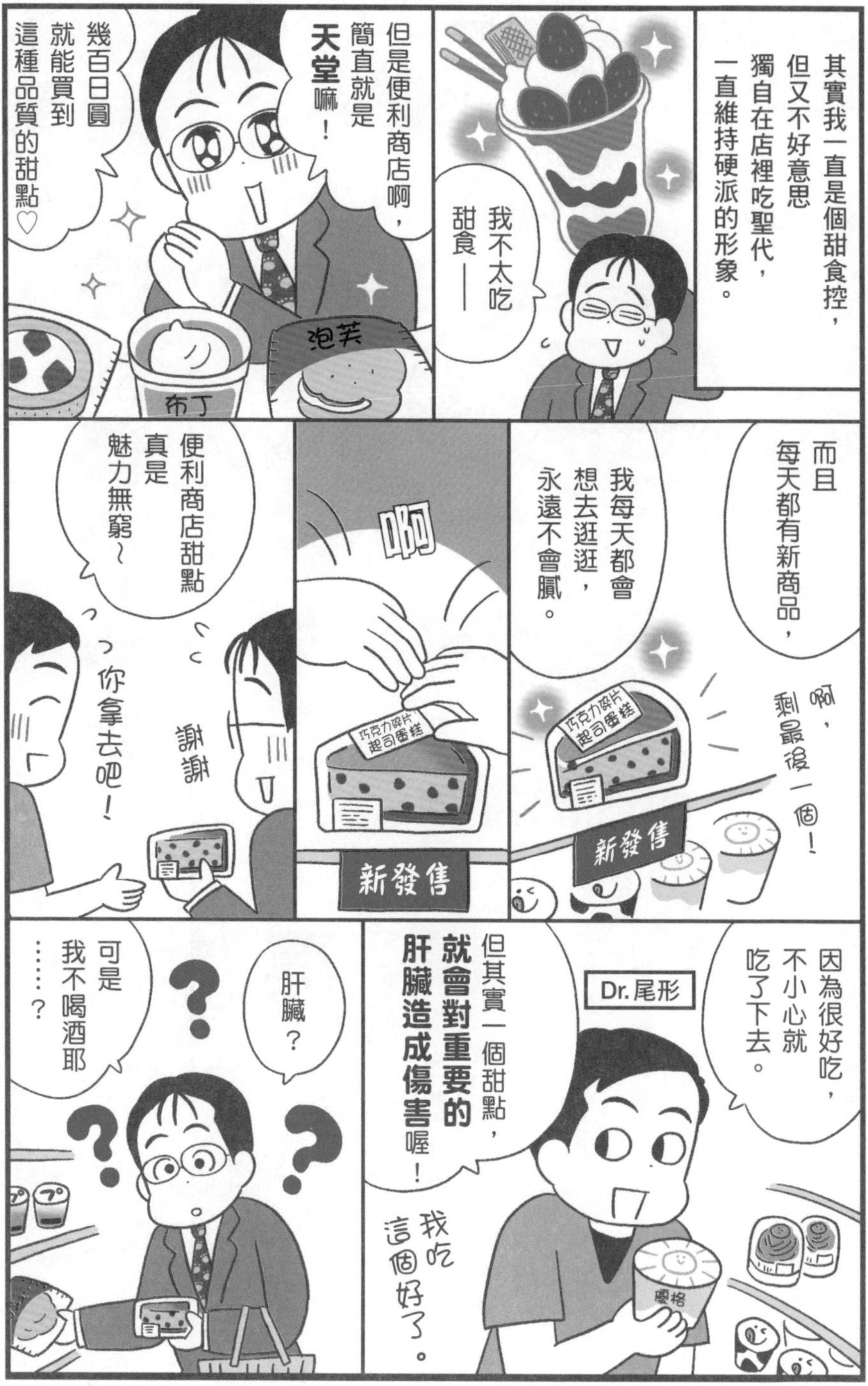

其實我一直是個甜食控，
但又不好意思
獨自在店裡吃聖代，
一直維持硬派的形象。
我不太吃甜食——
但是便利商店啊，
簡直就是**天堂**嘛！
幾百日圓
就能買到
這種品質的甜點♡
泡芙
布丁
而且
每天都有新商品，
我每天都會
想去逛逛，
永遠不會膩。
啊，
剩最後一個！
巧克力碎片
起司蛋糕
新發售
啊
巧克力碎片
起司蛋糕
新發售
便利商店甜點
真是
魅力無窮~
你拿去吧！
謝謝
因為很好吃，
不小心就
吃了下去。
Dr.尾形
但其實一個甜點，
就會對重要的
肝臟造成傷害喔！
我吃
這個好了。
優格
肝臟？
可是
我不喝酒耶
……？

直到近代，才能隨時都吃得到甜食

喜歡甜食是大腦的本能

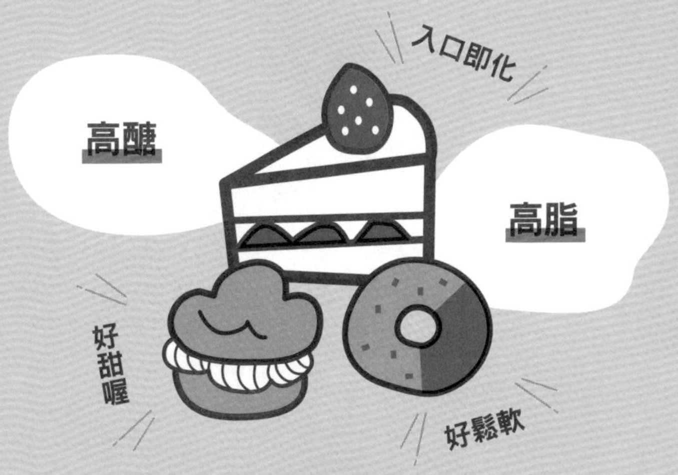
入口即化
高醣
高脂
好甜喔
好鬆軟

高卡路里，又容易取得
能感受到幸福

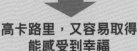

入口時會讓人感到幸福的食物

喜歡甜，討厭苦，是我們的基因在經年累月演變下，帶給我們的本能。「為什麼我們會吃甜食呢？」若以詩人相田光男的話來解釋，就是「因為我們是人類。」

為了生存，人類從遠古時代，就會為了尋求能帶來熱量的食物而行動。在狩獵、採集時代時，人類會摘取果實，或獵捕獸肉、魚貝類過生活。而這是兩百萬年前的事。

在一萬年前左右開始，人類開始展開農耕與畜牧生活。接著經過

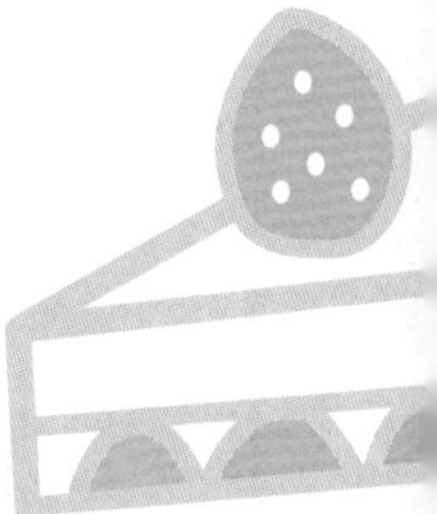

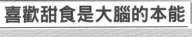

身體跟不上食物的演變

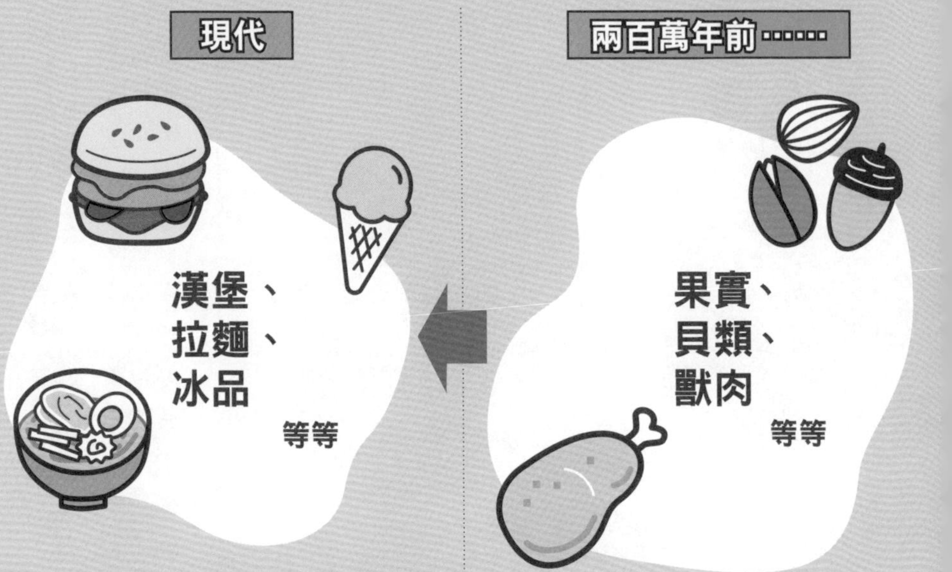

在狩獵生活的時代，取得食物必須耗費熱量。此外，吃的都是果實、肉、魚等等需要花時間消化的食物。

在現代，小分量卻高卡路里的加工食品，以及便利商店甜點等，都成了能輕易到手的食物。但由於身體尚未適應食物的演變，使脂肪開始增加。

歲月累積，就演變為我們現在所過的生活。大約五十年前，日本開始出現了方便的便利商店。

在綿長的歷史當中，人類有大半時間都在與飢餓奮戰，因此我們的身體都具備了與飢餓對抗的能力。而我們的大腦之所以會在面對熱量來源，也就是高卡路里的食物時釋放出大量的快樂物質多巴胺，並發出「吃多一點」的指令，也是出於其對抗飢餓的機制之一。

高卡路里、高脂肪、高醣、高蛋白質、甜味、鹹味、肉的鮮味，都屬於人類先天喜好的食物。因此便利商店會出現既甜又高熱量的甜點，可說是必然的結果。

問題比酒精還嚴重？非酒精性脂肪肝疾病增加中

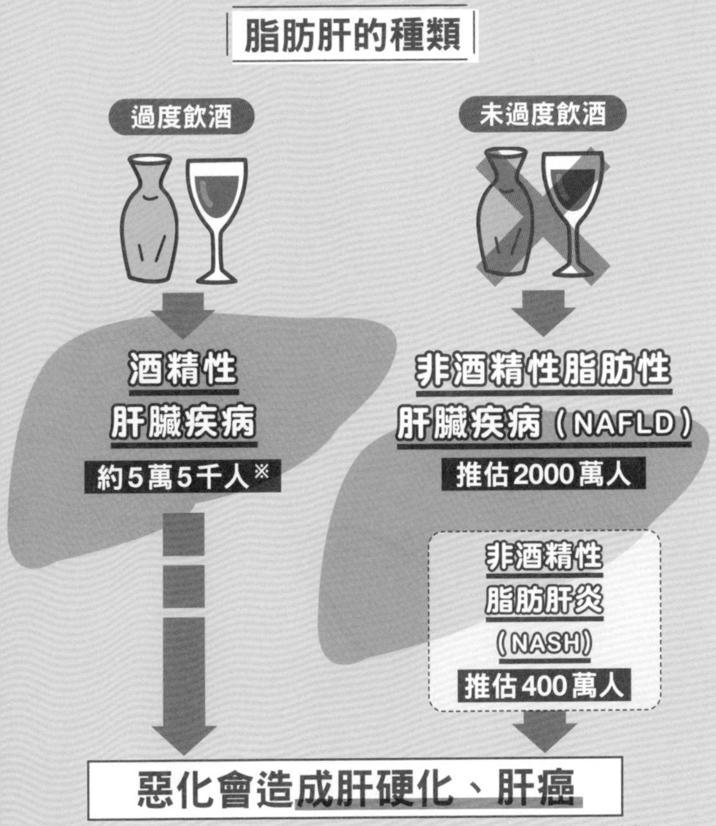
脂肪肝的種類
過度飲酒
未過度飲酒
酒精性
肝臟疾病
約5萬5千人※
非酒精性脂肪性
肝臟疾病（NAFLD）
推估2000萬人
非酒精性
脂肪肝炎
（NASH）
推估400萬人
惡化會造成肝硬化、肝癌

※厚生勞動省「令和2年患者調查 傷病分類篇（傷病別年次推移表）」

當大腦追求甜食，會讓身體攝取過多的醣分和脂質，使脂肪增加，衍生各式各樣的健康問題。其中最具代表性的，就是使**原本不應儲存脂肪的「肝臟」開始堆積脂肪，導致「脂肪肝」。**

除了飲酒過量導致的「酒精性脂肪肝（P24）」**未飲酒卻堆積肝臟脂肪的「非酒精性脂肪肝疾病（NAFLD）」案例也在增加。**估計20～30%有參加健檢的人，即**約有兩千萬人都患有NAFLD。**

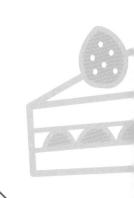

美國肝臟移植患者的病因

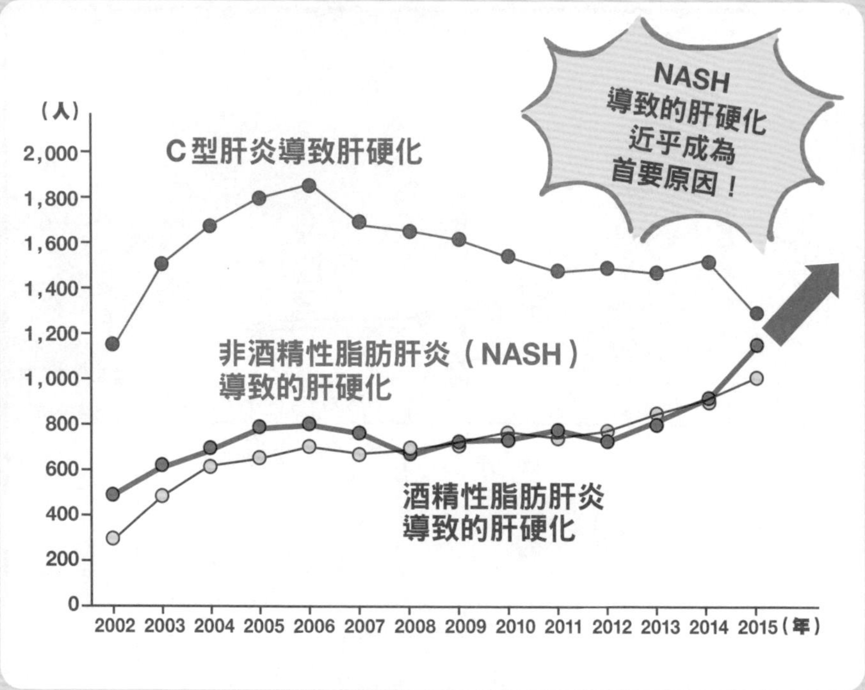

出處：David Goldberg,et al. Gastroenterology. 2017;152 (5) : 1090 - 1099.

在NAFLD之中，**「非酒精性脂肪肝炎（NASH）」會導致脂肪堆積、發炎、纖維化（＝硬化、功能衰退），且有5～20％演變為肝硬化的風險。**

在美國，因非酒精性脂肪肝炎導致肝硬化的肝臟移植患者劇增。勢必將超越C型肝炎，成為導致必須接受肝臟移植的病因之首（上圖）。需要肝移植，就代表「無法靠自己的肝臟生存」。

患有非酒精性脂肪肝疾病的主因，在於醣分攝取過多。由於大部分吸睛的甜點都含有大量醣分，若在不自覺情況下持續食用，其實相當危險。飯和麵類、麵包也都是高醣的食品，因此最好減少食用量。

02 結束疲憊工作後的**獎勵甜點**？

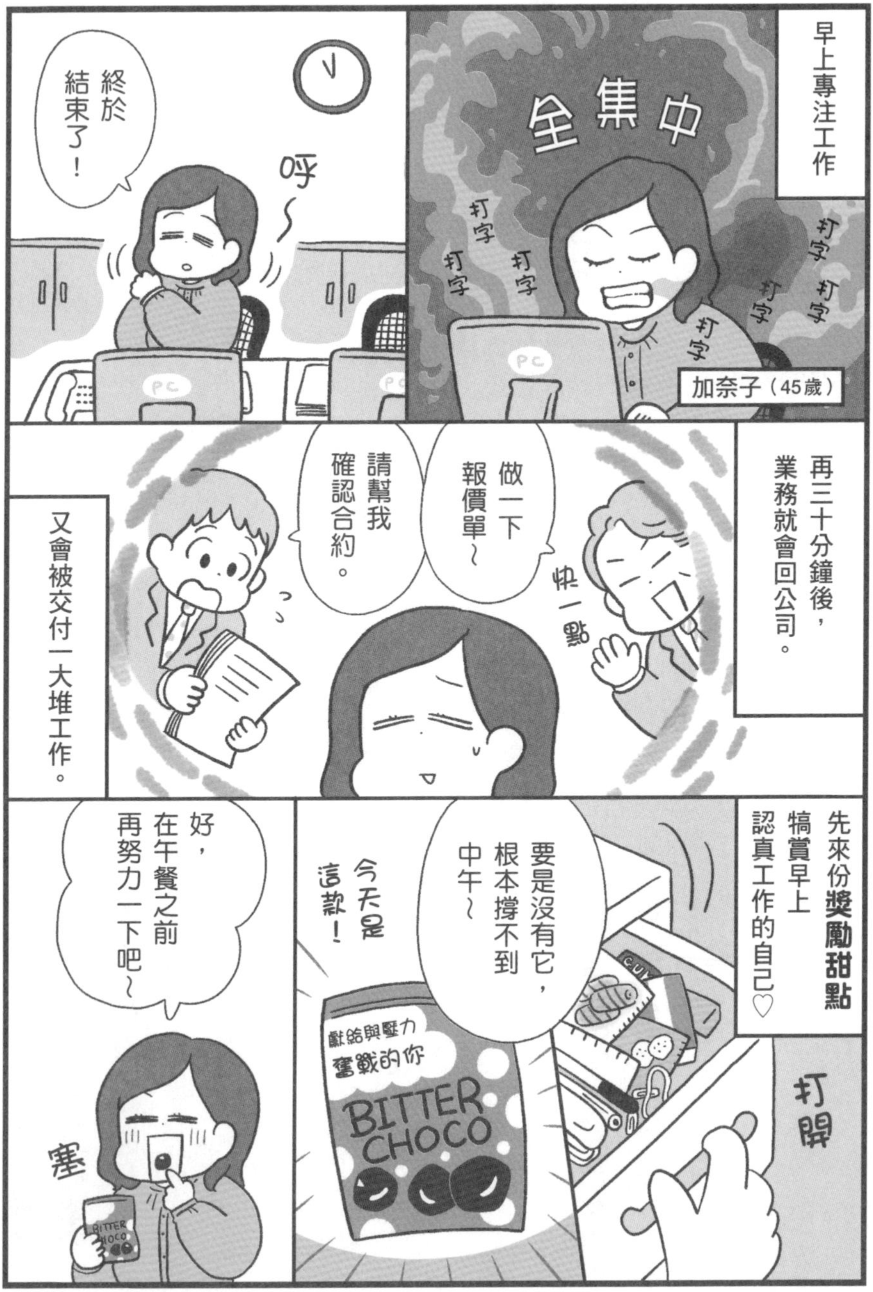

早上專注工作
全集中
打字
打字
打字
打字
打字
打字
加奈子（45歲）
終於結束了！
呼～
再三十分鐘後，業務就會回公司。
做一下報價單～
快一點
請幫我確認合約。
又會被交付一大堆工作。
先來份**獎勵甜點**犒賞早上認真工作的自己♡
打開
要是沒有它，根本撐不到中午～
今天是這款！
獻給與壓力奮戰的你
BITTER CHOCO
好，在午餐之前再努力一下吧～
塞

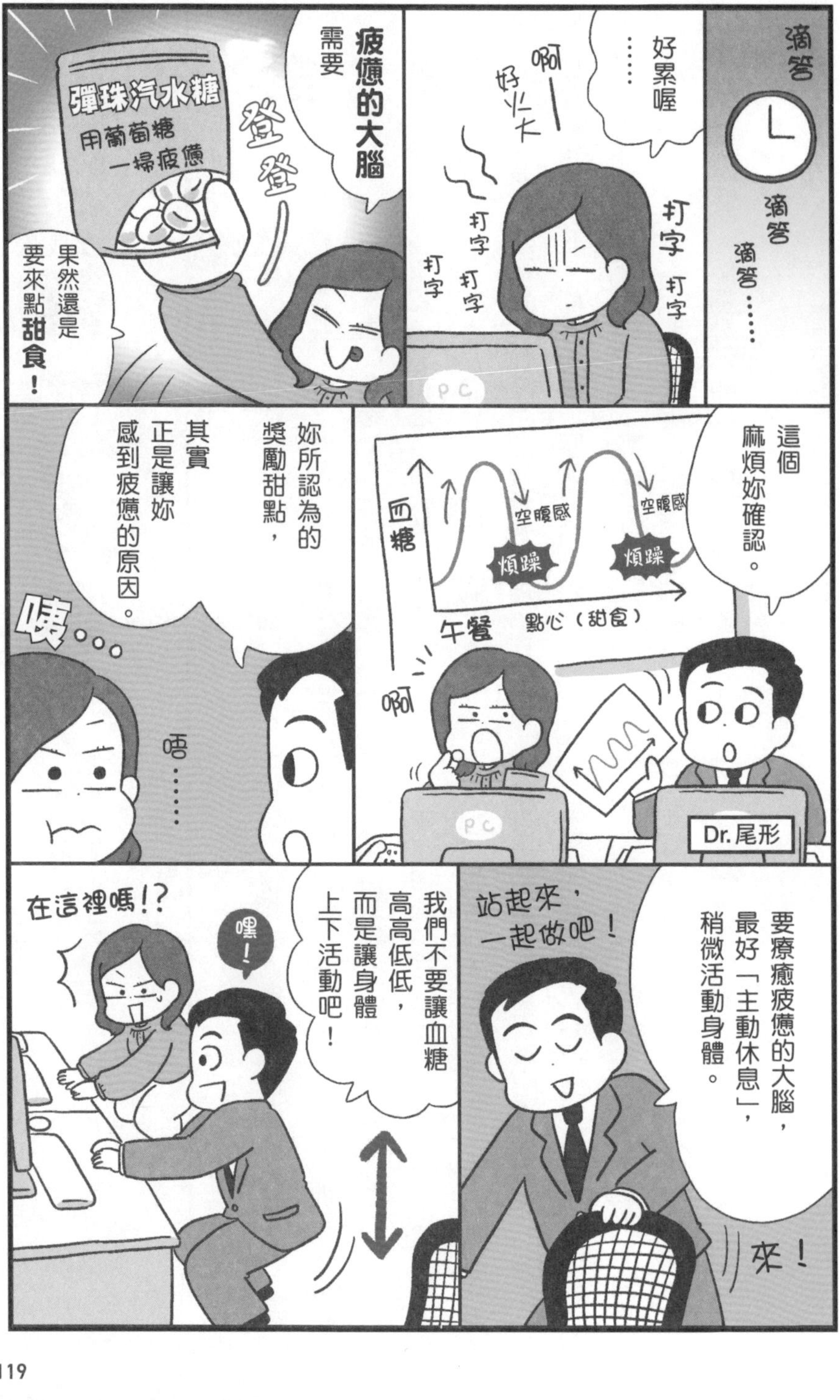
滴答
滴答
滴答……
好累喔……
啊——好累
打字 打字
打字 打字 打字 打字
疲憊的大腦需要
彈珠汽水糖
用葡萄糖一掃疲憊
登登
果然還是要來點甜食!
這個麻煩妳確認。
血糖
空腹感
煩躁
空腹感
煩躁
午餐
點心(甜食)
啊
Dr.尾形
妳所認為的獎勵甜點,
其實正是讓妳感到疲憊的原因。
咦…
唔……
要療癒疲憊的大腦,最好「主動休息」,稍微活動身體。
站起來,一起做吧!
來!
我們不要讓血糖高高低低,而是讓身體上下活動吧!
在這裡嗎!?
嘿!

「吃甜食能一掃疲憊」是個謊言

當集中心神在電腦辦公、做家事等事情後，任誰都會感到疲累吧。這種時候，我們常會想起甜食。由於葡萄糖是大腦的能量來源，因此大腦確實會發出渴望甜食的指令。但你們知道吃甜食後，身體會發生什麼事嗎？

在空腹時吃甜食，血液中的糖分會增加，使血糖急速上升。如此一來，胰臟就會分泌能讓血糖下降的荷爾蒙胰島素，使血糖下降。而胰島素還有一項很重要的功能，那就是當細胞內糖分充足時，將糖分轉換成三酸甘油脂，並堆積在體內。

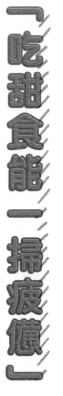

此外，為了能迅速降下太快上升的血糖，會導致胰島素分泌過剩，使血糖急遽下降。當血糖過度下降，導致低血糖，進而產生空腹感，又開始想攝取甜食，引發惡性循環。

不只如此，在低血糖狀態下，不僅疲倦感會增加，也會讓人感到更煩躁。也就是說**疲倦時所攝取的甜食，會再次引發疲憊。**

因此，當我們感到疲憊，或覺得自己很努力而吃甜食獎勵時，反而會導致我們更加疲憊。要療癒大腦的疲憊，靠的並不是甜食，而是能讓我們重振精神的簡單運動。（P123）

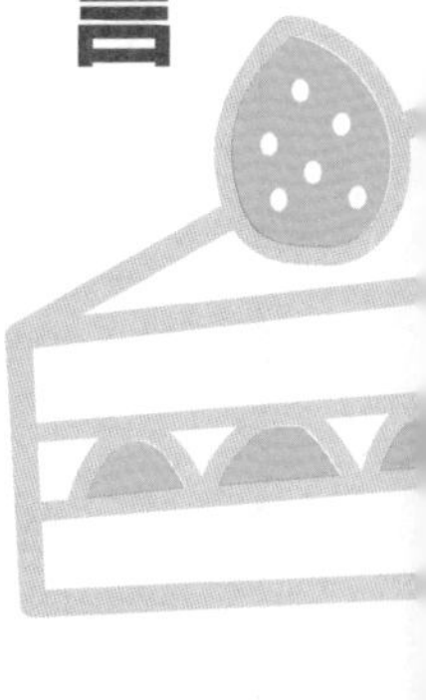

甜食會放大疲憊感

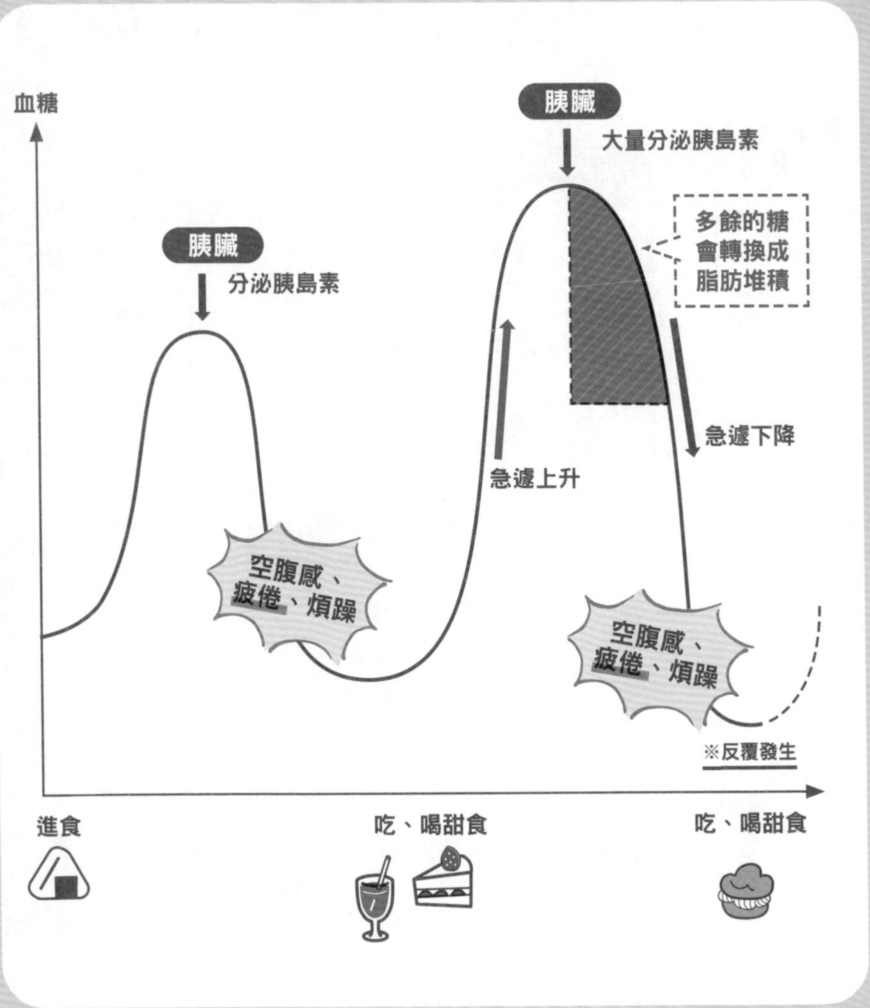
血糖
胰臟
分泌胰島素
胰臟
大量分泌胰島素
多餘的糖
會轉換成
脂肪堆積
急遽上升
急遽下降
空腹感、
疲倦、煩躁
空腹感、
疲倦、煩躁
※反覆發生
進食
吃、喝甜食
吃、喝甜食

當食用甜食，導致低血糖後

- 產生空腹感，對甜食的慾望變強烈
- 疲倦感變強
- 心情煩躁，帶有攻擊性的情緒變強

讓人從疲勞中恢復的能量飲料，反而會讓肝臟更疲憊

能量飲料飲用過度相當危險

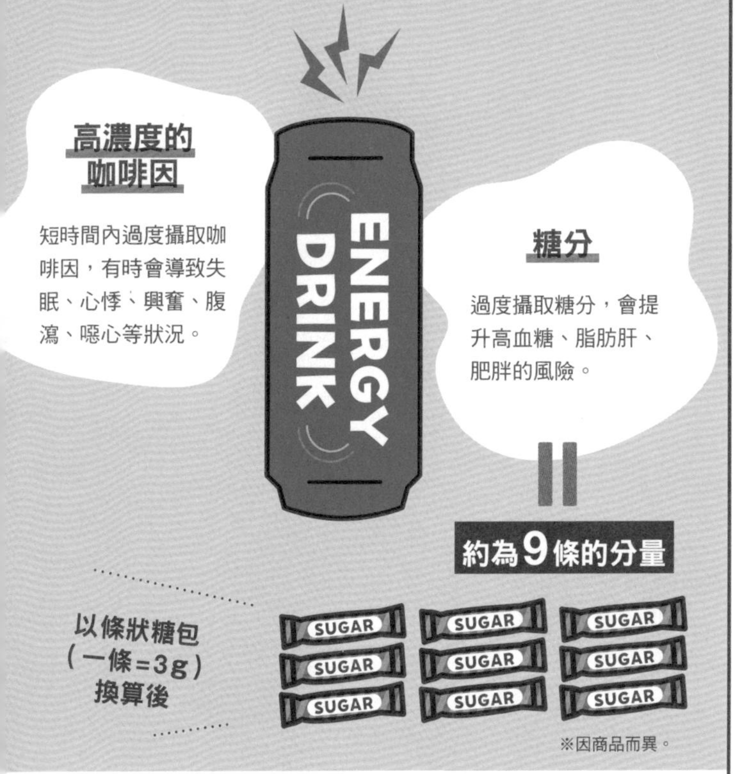
高濃度的咖啡因
短時間內過度攝取咖啡因，有時會導致失眠、心悸、興奮、腹瀉、噁心等狀況。
ENERGY DRINK
糖分
過度攝取糖分，會提升高血糖、脂肪肝、肥胖的風險。
約為9條的分量
以條狀糖包（一條=3g）換算後
SUGAR
※因商品而異。

有些人應該有喝能量飲料的習慣吧？能量飲料中含有具提神作用的咖啡因，以及有助於補充能量的糖分等配方，有時能暫時提升我們的工作表現。但這就像是將氧氣送進微乎其微的燃料中，讓燃料一口氣燃燒一樣。**並無法讓我們的身心從疲勞中恢復，也無法解決睡眠不足的問題。**有報告※指出，糖分加上咖啡因，會讓我們的血糖比單純攝取糖時還要更高。

※Jane Shearer, et al. Nutrients. 2020;12(12):3850.

只躺下的話並不是休息

用「主動休息」拋開疲憊

疲倦時的「微深蹲」

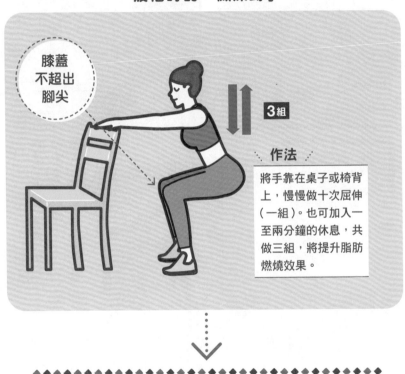

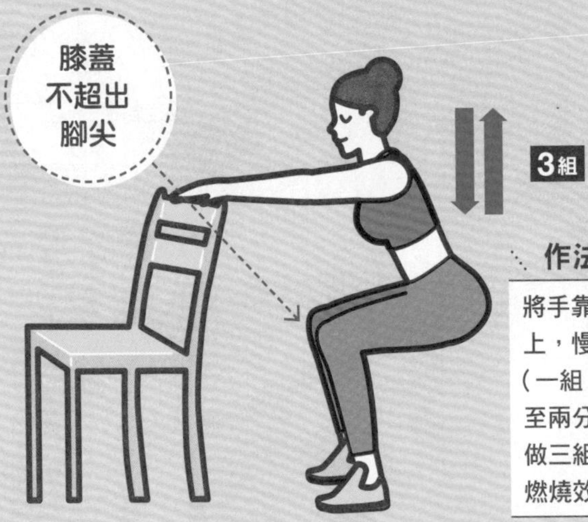

作法

將手靠在桌子或椅背上，慢慢做十次屈伸（一組）。也可加入一至兩分鐘的休息，共做三組，將提升脂肪燃燒效果。

當因文書作業等而感到大腦疲倦時，應該稍微活動身體

你也許會心想：「都已經那麼累了，竟然還要活動身體！」但當感到疲憊時，稍微活動身體其實能改善血液循環，也能更有效率的排出疲勞物質。對比於靜養、睡眠等「被動休息」，這個概念稱為「主動休息」。當對於文書作業感到疲累時，請試著爬爬樓梯、活動身體吧。

03 甜▶鹹▶甜的無限循環

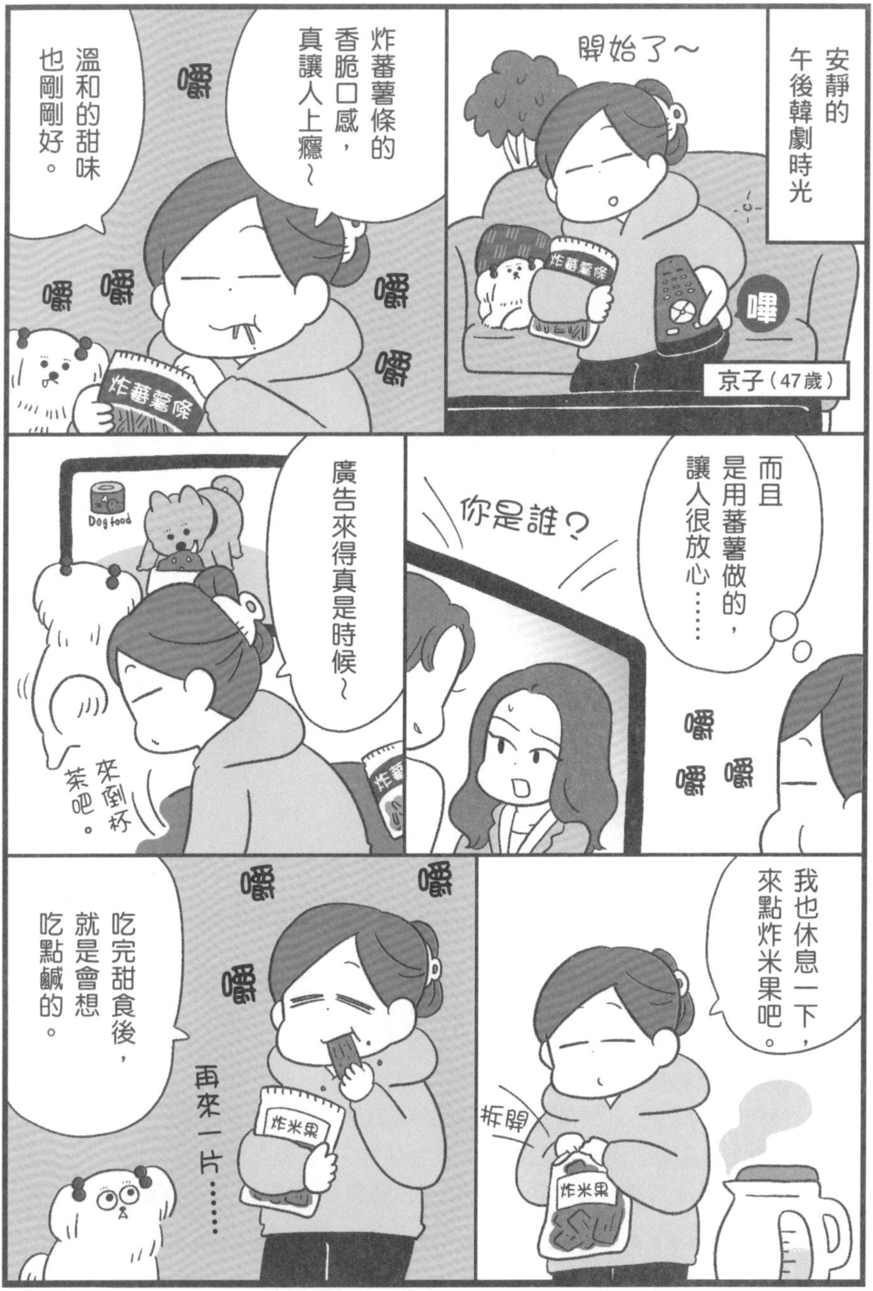
安靜的午後韓劇時光
開始了～
嗶
京子（47歲）
炸蕃薯條
炸蕃薯條的香脆口感，真讓人上癮～
溫和的甜味也剛剛好。
嚼
嚼
嚼
嚼
嚼
炸蕃薯條
而且是用蕃薯做的，讓人很放心……
你是誰？
嚼
嚼
嚼
廣告來得真是時候～
Dog food
來倒杯茶吧。
炸蕃
我也休息一下，來點炸米果吧。
拆開
炸米果
吃完甜食後，就是會想吃點鹹的。
嚼
嚼
嚼
炸米果
再來一片……

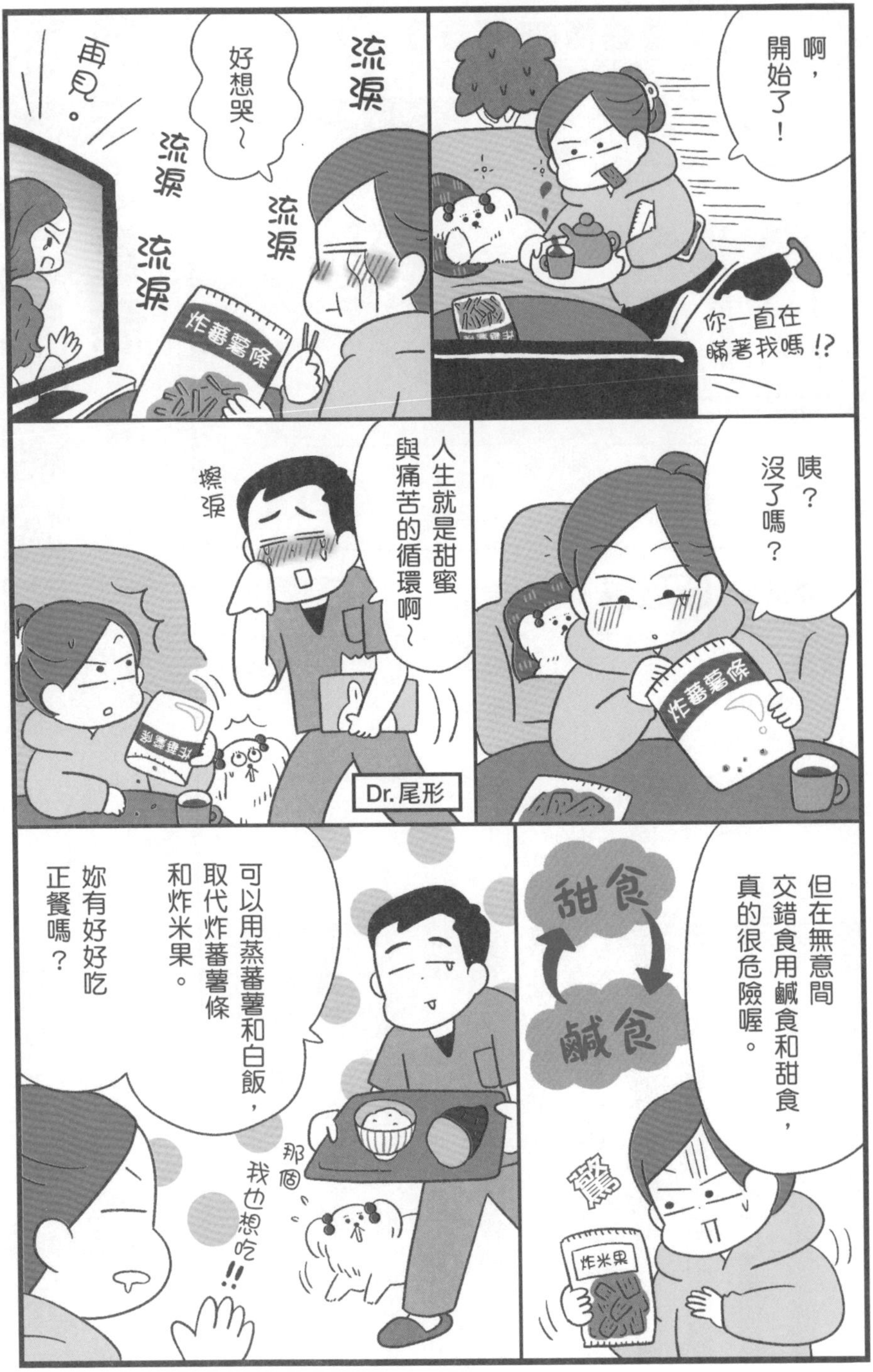
啊，開始了！
你一直在瞞著我嗎！？
流淚
好想哭～
流淚
流淚
流淚
再見。
炸蕃薯條
咦？沒了嗎？
炸蕃薯條
人生就是甜蜜與痛苦的循環啊～
擦淚
Dr.尾形
但在無意間交錯食用鹹食和甜食，真的很危險喔。
甜食
鹹食
驚
炸米果
可以用蒸蕃薯和白飯，取代炸蕃薯條和炸米果。
妳有好好吃正餐嗎？
那個我也想吃!!

加愈多砂糖和油脂，愈促進食慾

炸蕃薯條 VS 烤蕃薯

炸蕃薯條

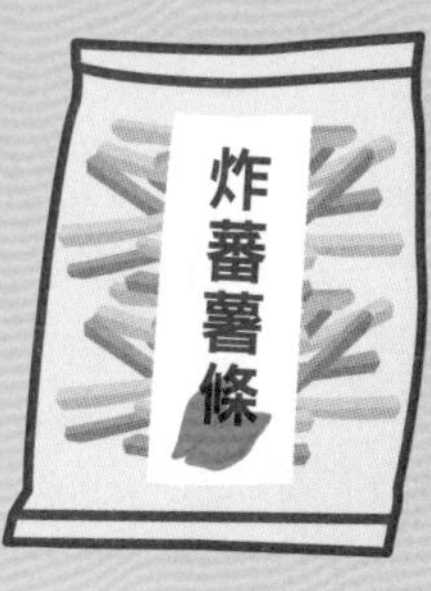

一包	100 g
卡路里	478 kcal
原料	蕃薯、砂糖、植物油（菜籽油、棕梠油）

※因商品而異。

烤蕃薯

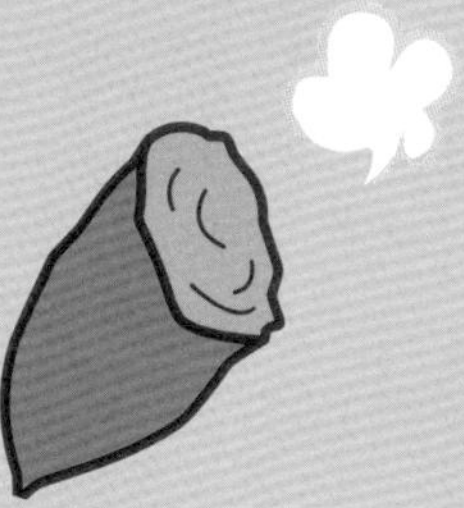

中等大小 1/2條	100 g
卡路里	151 kcal
原料	蕃薯

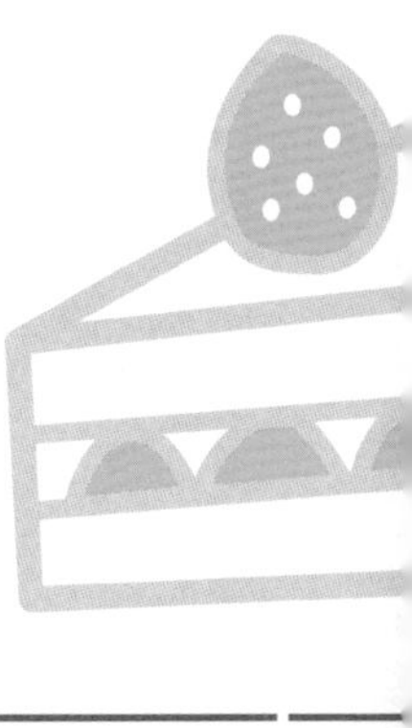

許多人在吃了100g左右的烤蕃薯後，就會產生飽足感。但油炸蕃薯並裹上糖粉，做成炸蕃薯條後，即便吃了100g仍不會滿足，還會停不下來。若在過程中加入鹹食，甚至會無止境進食。

大腦容易被砂糖和油脂的組合所欺騙。**之所以會想吃熱量是蕃薯三倍以上的炸蕃薯條，是因為當吃下許多炸蕃薯條後，大腦會從高糖、高脂的食物中獲得快感，並渴望能吃更多。**大腦會被砂糖和油脂

食用超加工食品容易變胖

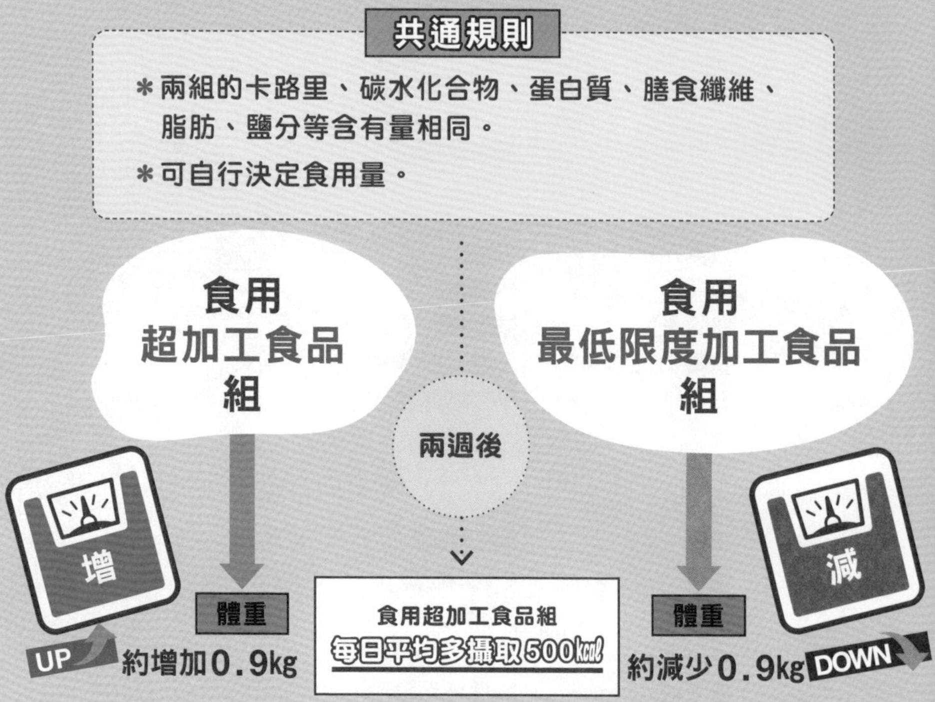
共通規則
＊兩組的卡路里、碳水化合物、蛋白質、膳食纖維、脂肪、鹽分等含有量相同。
＊可自行決定食用量。
食用超加工食品組
食用最低限度加工食品組
兩週後
增
體重
UP
約增加0.9kg
食用超加工食品組
每日平均多攝取500kcal
減
體重
約減少0.9kg
DOWN

出處：Kevin D Hall, et al. Cell Metab. 2019;30(1):67-77.e3.

的組合所欺騙。

美國國立衛生研究所針對健康的男女各十名做了實驗。必須攝取「超加工食品」與「最低限度加工食品」各兩週。雖然兩種飲食方式所能攝取的卡路里、碳水化合物、蛋白質、膳食纖維、脂肪、鹽分等都相同，但受試者可以自己決定食用量。結果**食用超加工食品時，一天所攝取的卡路里平均多出了500kcal。且比超食用最低限度加工食品，食用超加工食品※時的速度較快，體重也有上升（上圖）。**

也有許多數據顯示，**味道改變會增加食用量。**有時吃完甜食後已有飽足感，卻能繼續鹹食、甜食交替著吃，無法停止循環。

※超加工食品：生產過程中大量添加糖、鹽、油及脂肪等，且混合使用的加工食品。

指標

當飽足感低，就可能愈吃愈多。

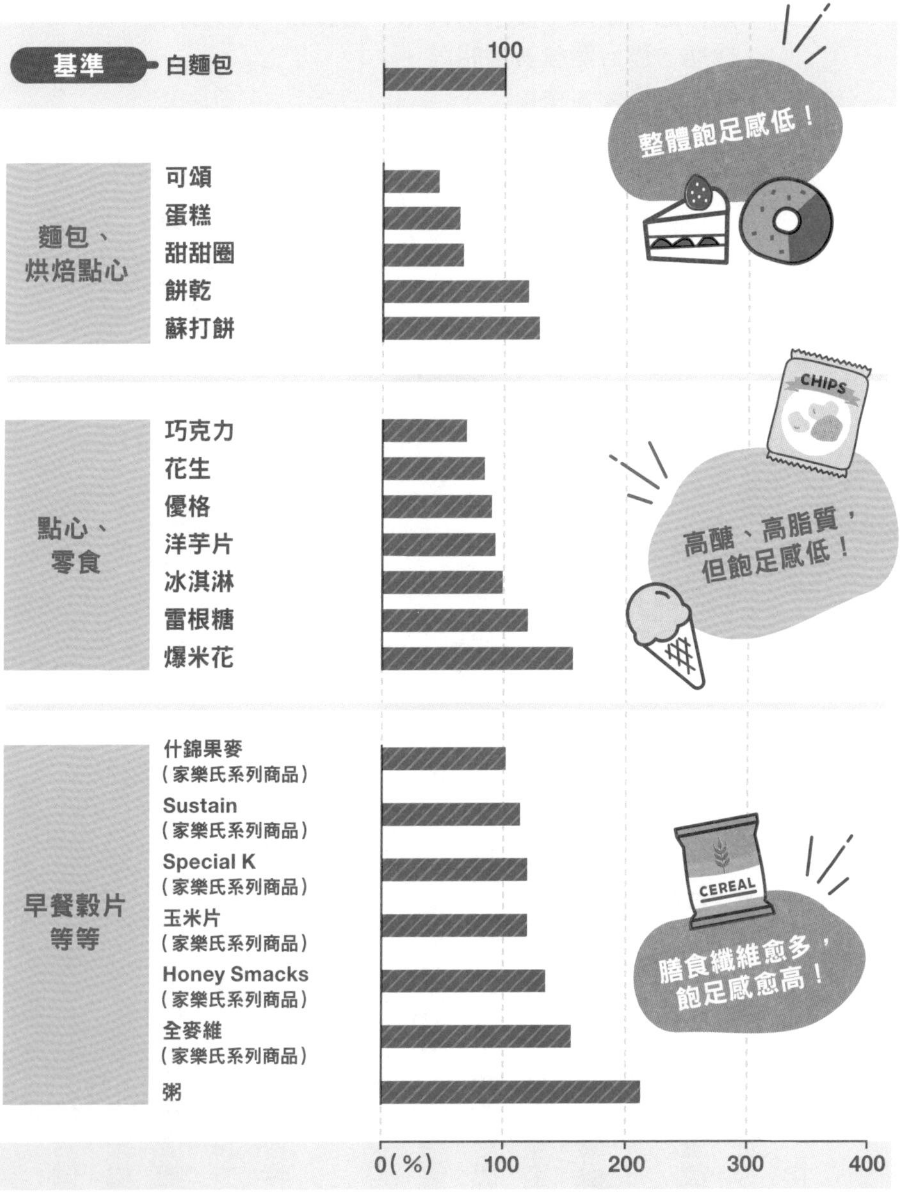

基準
白麵包
100
麵包、烘焙點心
可頌
蛋糕
甜甜圈
餅乾
蘇打餅
整體飽足感低！
點心、零食
巧克力
花生
優格
洋芋片
冰淇淋
雷根糖
爆米花
CHIPS
高醣、高脂質，但飽足感低！
早餐穀片等等
什錦果麥（家樂氏系列商品）
Sustain（家樂氏系列商品）
Special K（家樂氏系列商品）
玉米片（家樂氏系列商品）
Honey Smacks（家樂氏系列商品）
全麥維（家樂氏系列商品）
粥
CEREAL
膳食纖維愈多，飽足感愈高！
0(%)
100
200
300
400

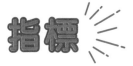

食品飽足感

食用38種食品後的飽足感檢驗結果。

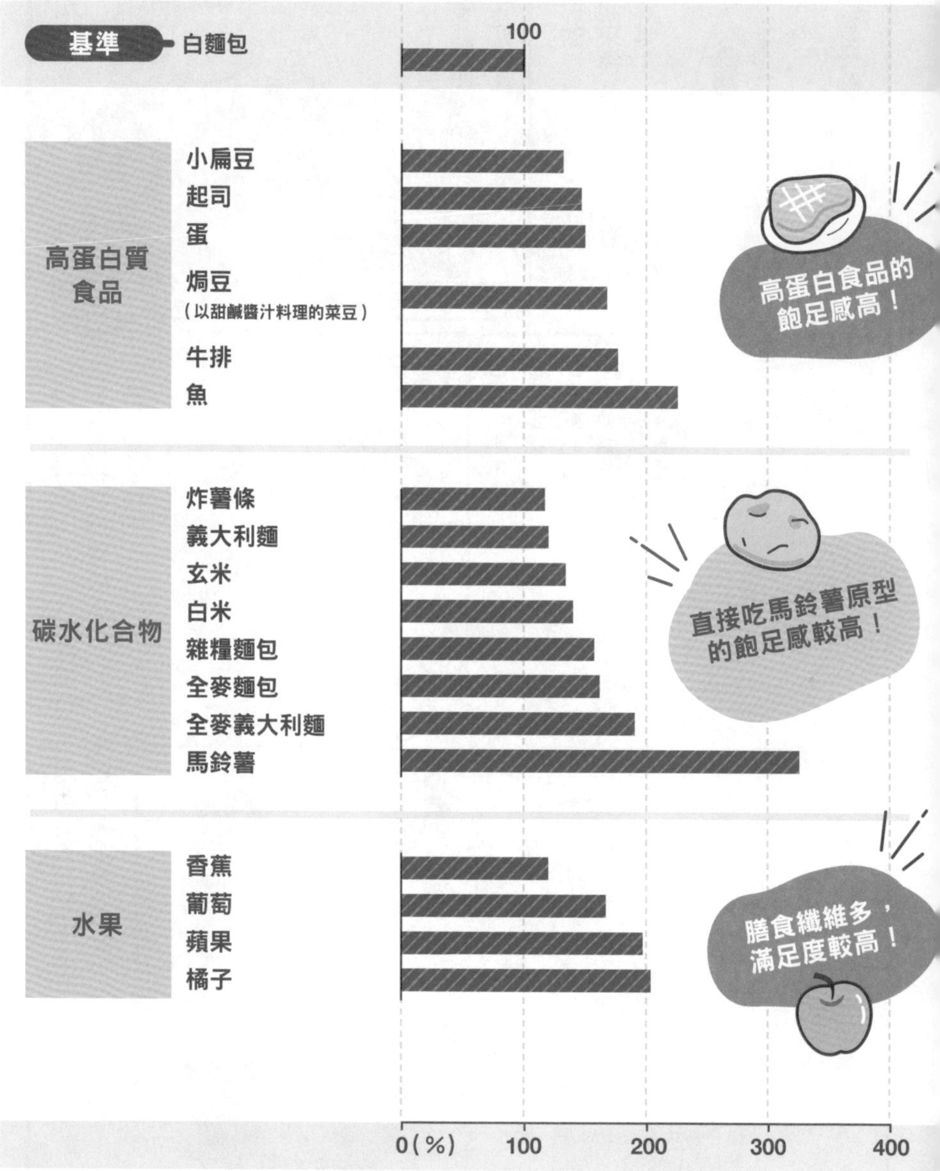

基準
白麵包
100
高蛋白質食品
小扁豆
起司
蛋
焗豆
（以甜鹹醬汁料理的菜豆）
牛排
魚
高蛋白食品的飽足感高！
碳水化合物
炸薯條
義大利麵
玄米
白米
雜糧麵包
全麥麵包
全麥義大利麵
馬鈴薯
直接吃馬鈴薯原型的飽足感較高！
水果
香蕉
葡萄
蘋果
橘子
膳食纖維多，滿足度較高！
0（%）
100
200
300
400

出處：SHA Holt, et al.Eur J Clin Nut. 1995, 49（9）: 675-690.

04 明明在減肥，甜食卻總來攪局

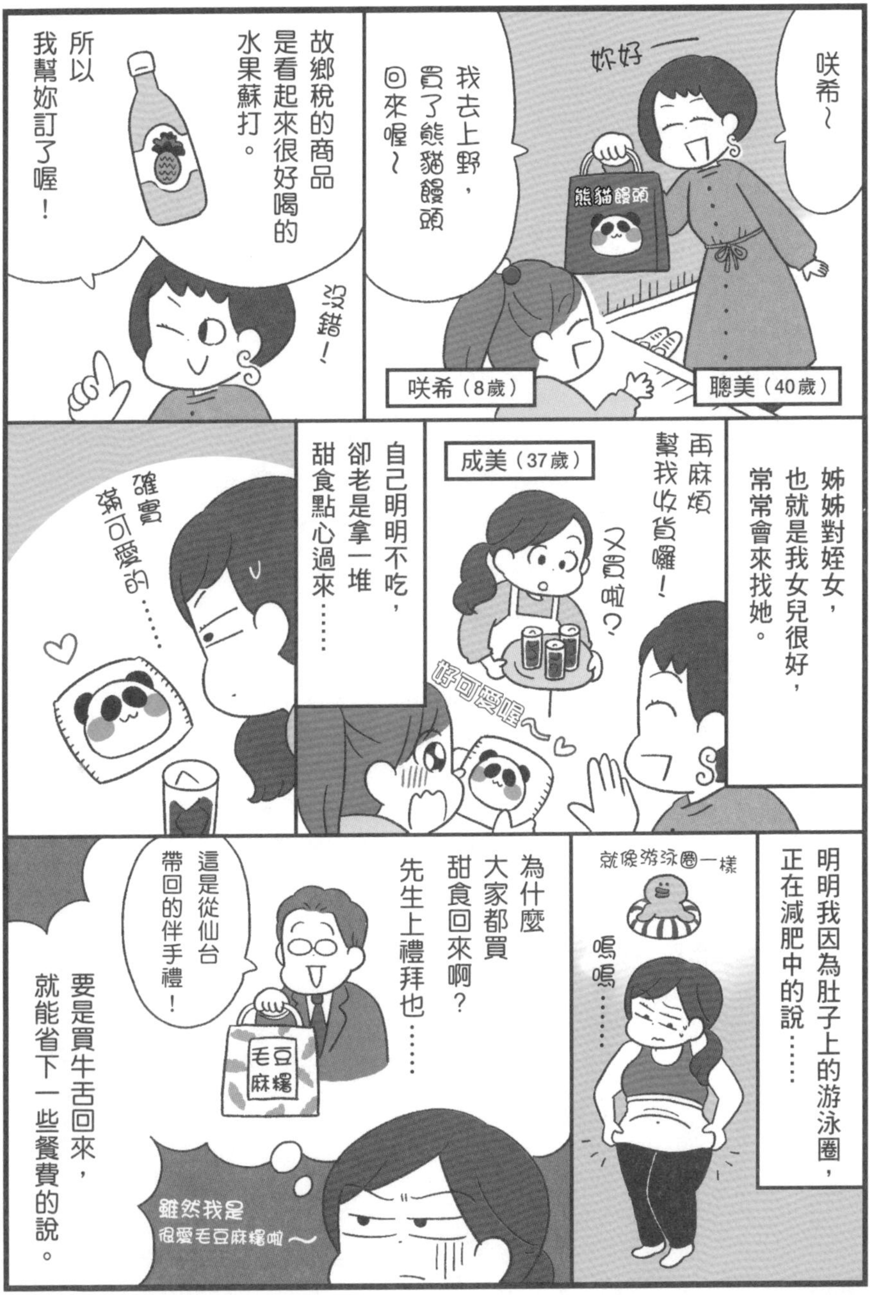
咲希～
妳好——
我去上野，買了熊貓饅頭回來喔～
熊貓饅頭
咲希（8歲）
聽美（40歲）
故鄉稅的商品是看起來很好喝的水果蘇打。
所以我幫妳訂了喔！
沒錯！
姊姊對姪女，也就是我女兒很好，常常會來找她。
再麻煩幫我收貨囉！
成美（37歲）
又買啦？
好可愛喔～
自己明明不吃，卻老是拿一堆甜食點心過來……
確實滿可愛的……
明明我因為肚子上的游泳圈，正在減肥中的說……
就像游泳圈一樣
嗚嗚……
為什麼大家都買甜食回來啊？
先生上禮拜也……
這是從仙台帶回的伴手禮！
毛豆麻糬
要是買牛舌回來，就能省下一些餐費的說。
雖然我是很愛毛豆麻糬啦～

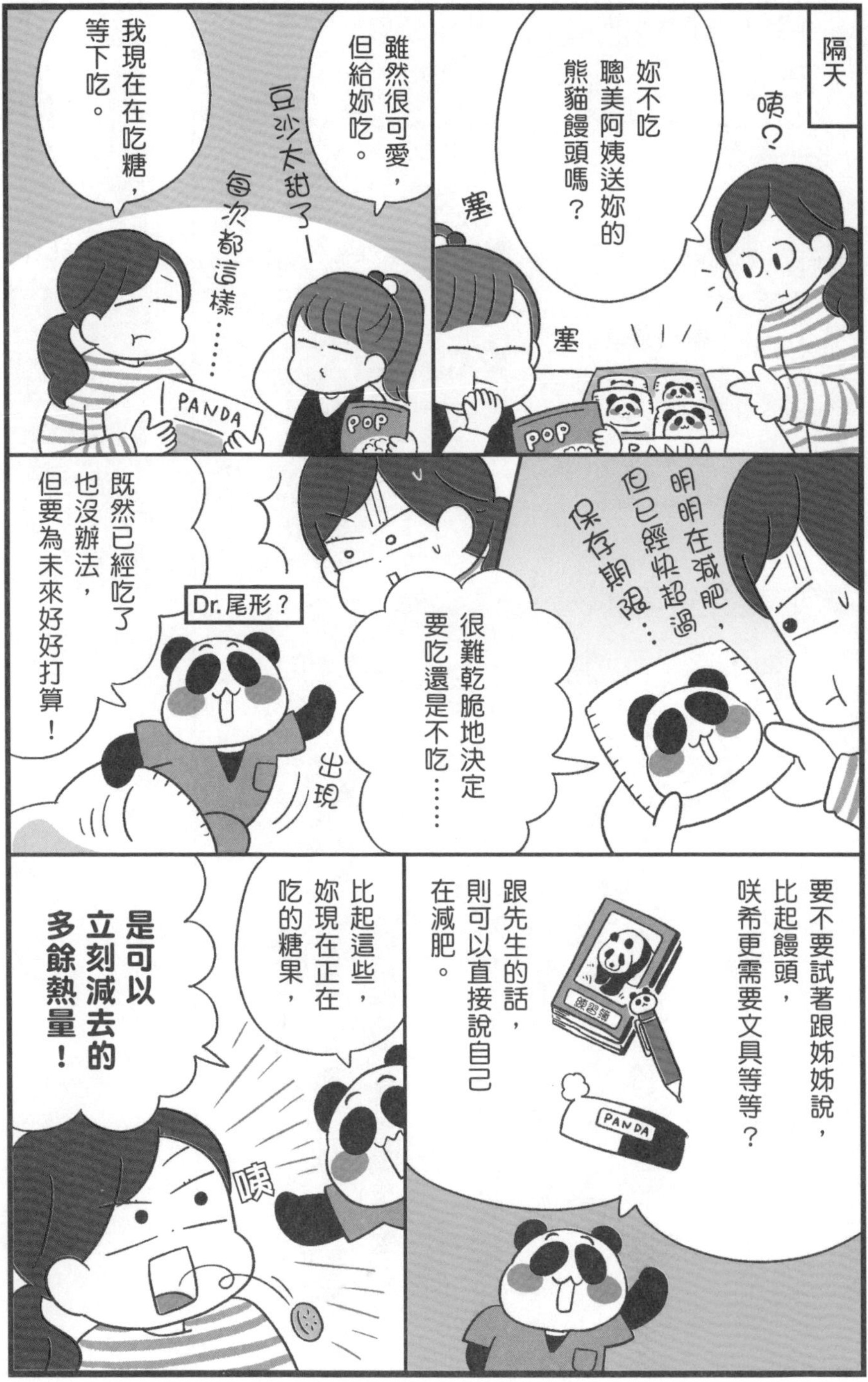
隔天
咦？
妳不吃聰美阿姨送妳的熊貓饅頭嗎？
塞
塞
雖然很可愛，但給妳吃。
豆沙太甜了—
每次都這樣……
我現在在吃糖，等下吃。
明明在減肥，但已經快超過保存期限……
很難乾脆地決定要吃還是不吃……
Dr.尾形？
出現
既然已經吃了也沒辦法，但要為未來好好打算！
要不要試著跟姊姊說，比起饅頭，咲希更需要文具等等？
跟先生的話，則可以直接說自己在減肥。
比起這些，妳現在正在吃的糖果，
是可以立刻減去的多餘熱量！
咦

想減少甜食攝取，應先排出先後順序

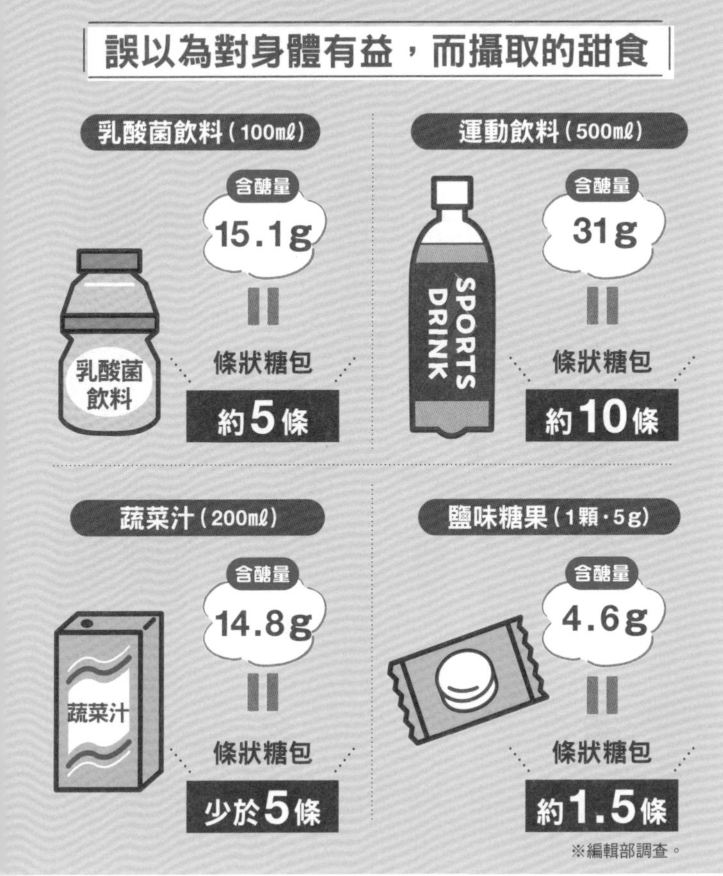
誤以為對身體有益，而攝取的甜食
乳酸菌飲料（100mℓ）
含醣量
15.1g
條狀糖包
約5條
乳酸菌飲料
運動飲料（500mℓ）
含醣量
31g
條狀糖包
約10條
SPORTS DRINK
蔬菜汁（200mℓ）
含醣量
14.8g
條狀糖包
少於5條
蔬菜汁
鹽味糖果（1顆・5g）
含醣量
4.6g
條狀糖包
約1.5條
※編輯部調查。

說到甜食，大家多半會先聯想到糕點、和菓子。但**第一個該戒掉的，其實是含糖飲料。**

例如運動時喝的運動飲料、據說能改善腸道環境的乳酸菌飲料、解決蔬菜攝取不足問題的蔬菜果汁等等。大家多半認為這些看似對身體有益的飲料很健康，但其實這些飲料都是「糖水」。喝下去之後，會導致血糖急速上升，傷害肝臟。

為預防中暑所喝下的運動飲料，其實也有可能引起脫水。因此

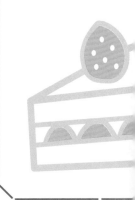

果糖比葡萄糖更容易使脂肪增加

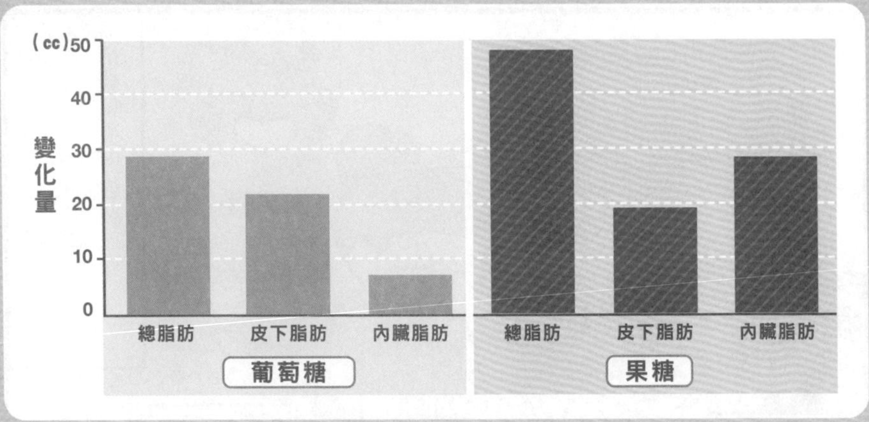

出處：Kimber L. Stanhope, et al. J Clin Invest. 2009; 119 (5) : 1322-1334.

高果糖漿是什麼？

- ☑ 以玉米、馬鈴薯、蕃薯為原料的甜味劑
- ☑ 不屬於食品添加物
- ☑ 甜度與砂糖相同，但較便宜

在炎熱的天氣之下，應該飲用水或茶。帶有鹽分的糖果既高鹽又高糖，若不是在短時間內排出大量汗水，並不必以鹽味糖果防止中暑。

若說得更詳細一點，其實糖也有分種類。**葡萄糖與果糖相比之下，果糖其實更容易使我們增加脂肪**。其中又屬內臟脂肪更容易增加（上圖）。**由於果糖會由肝臟直接代謝，雖然比較不會讓血糖上升，卻也容易轉換為脂肪堆積。**而我們所攝取的果糖，多半也是來自於砂糖及高果糖漿。會使用在各式各樣加工食品中的**「高果糖漿」**，對肝臟造成的傷害特別大。許多食品中都會使用高果糖漿，因此很難完全避免，但這也是建議優先減量的。

05 利用低醣甜點「減醣減肥」？

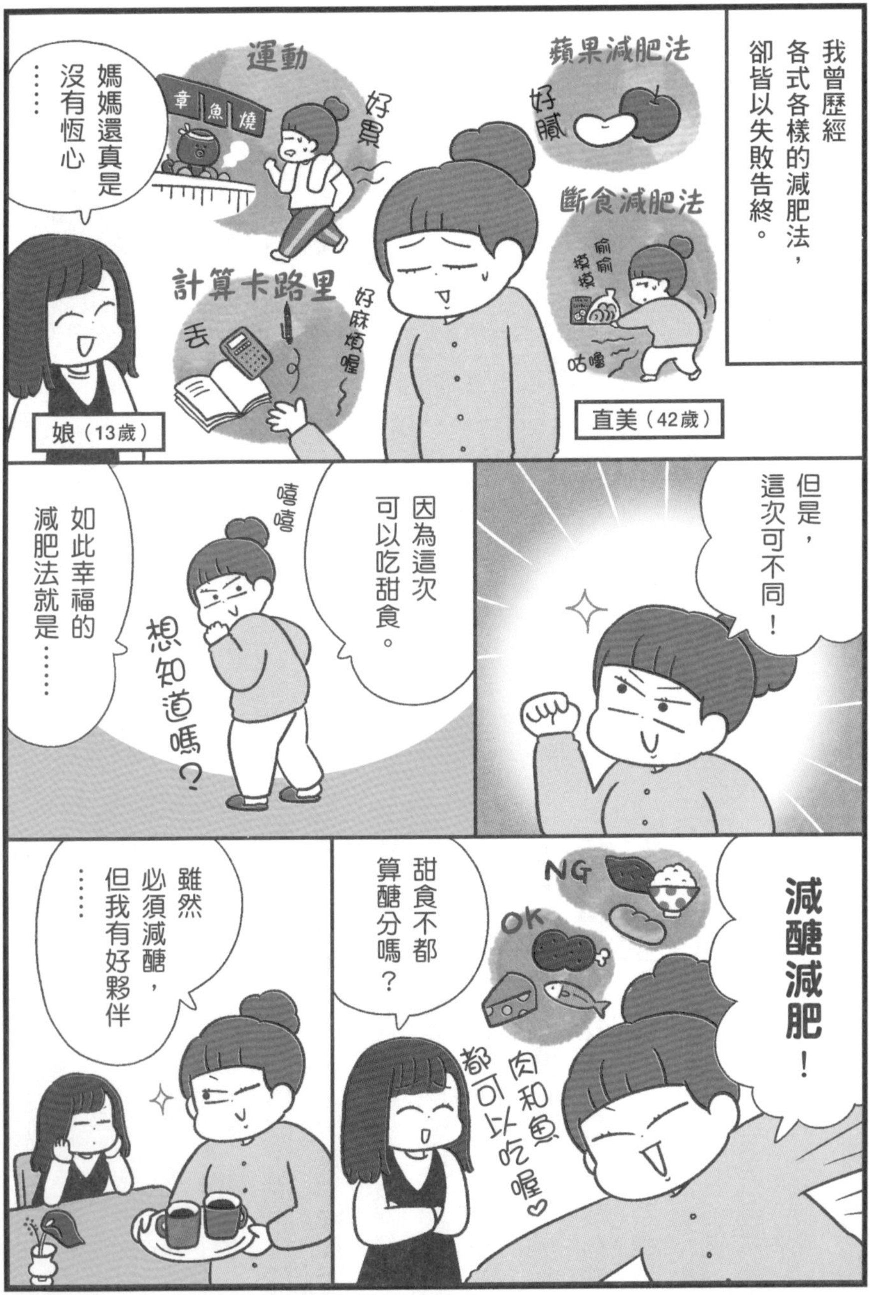
我曾歷經各式各樣的減肥法，卻皆以失敗告終。
蘋果減肥法
好膩
斷食減肥法
偷偷摸摸
咕嚕
直美（42歲）
運動
章魚燒
好累
計算卡路里
丟
好麻煩喔
媽媽還真是沒有恆心……
娘（13歲）
但是，這次可不同！
因為這次可以吃甜食。
嘻嘻
如此幸福的減肥法就是……
想知道嗎？
減醣減肥！
NG
OK
甜食不都算醣分嗎？
肉和魚都可以吃喔♡
雖然必須減醣，但我有好夥伴……

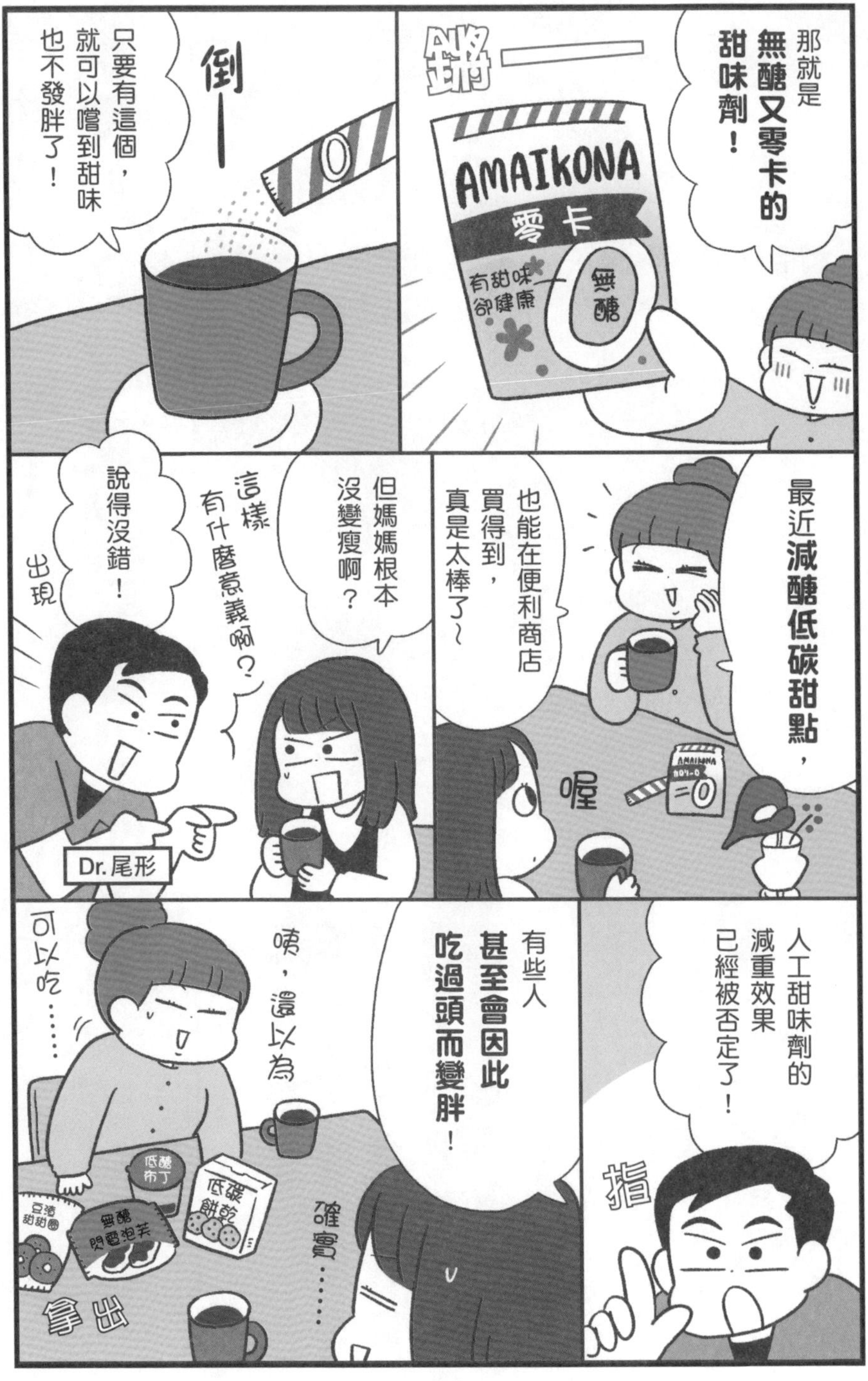
那就是無醣又零卡的甜味劑！
鏘——
AMAIKONA
零卡
有甜味卻健康
無醣
倒——
只要有這個，就可以嚐到甜味也不發胖了！
最近減醣低碳甜點，
也能在便利商店買得到，真是太棒了~
喔
但媽媽根本沒變瘦啊？
這樣有什麼意義啊？
說得沒錯！
出現
Dr.尾形
人工甜味劑的減重效果已經被否定了！
指
有些人甚至會因此吃過頭而變胖！
咦，還以為
可以吃……
確實……
拿出
低醣布丁
低碳餅乾
無醣閃電泡芙
豆渣甜甜圈

最新資訊證明！零卡人工甜味劑不會讓你瘦？

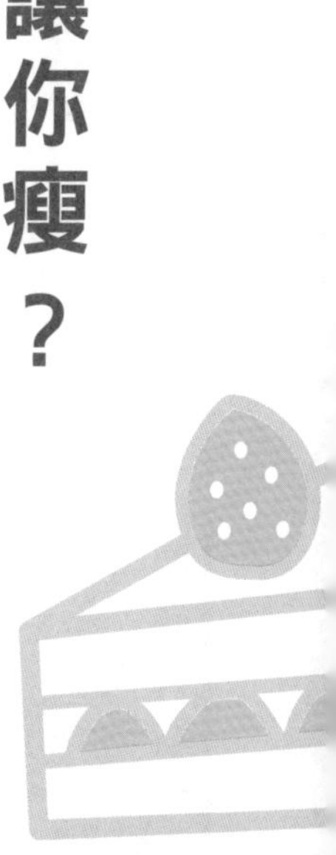

零卡的甜味劑

人工甜味劑

- 阿斯巴甜
- 乙醯磺胺酸鉀
- 蔗糖素
- 糖精

糖醇

- 木糖醇
- 赤藻糖醇

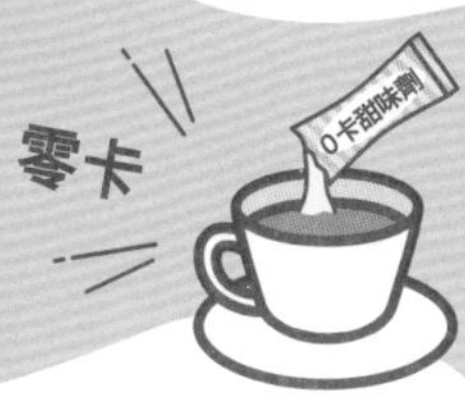

天然甜味劑

- 甜菊
- 甘草
- 羅漢果

號稱「吃了不會胖」的**零卡甜味劑，其實難以被人體消化、吸收及代謝，屬於「糖醇」和「非營養甜味劑（人工甜味劑、天然甜味劑）」之一。**用以取代砂糖，常用來輔助減重，廣受歡迎。

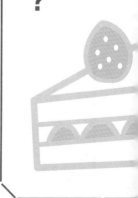

糖醇是一種由糖分子和酒精分子化合出的人工甜味劑，木糖醇及赤藻糖醇等等都屬於糖醇的一種。而阿斯巴甜、乙醯磺胺酸鉀、蔗糖素、糖精等，也都屬於人工甜味劑。不同種類的人工甜味劑能帶來

非營養甜味劑的研究結果

不具減肥效果，可能導致食慾增加

出處：Alexandra G Yunker,et al. JAMA Netw Open. 2021；4 (9) :e2126313.

使腸內細菌出現變化，帶來糖代謝問題

出處：Jotham Suez,et al. Nature. 2014：514（7521）：181-186.

當攝取碳水化合物，可能會引起腸道與大腦失調

出處：Jelle R Dalenberg,et al. Cell Metab. 2020；31 (3) ：493-502.e7.

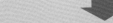

增加乙醯磺胺酸鉀及蔗糖素攝取，會導致罹患冠狀動脈性心血管疾病風險上升

出處：Charlotte Debras,et al. BMJ. 2022：378：e071204.

根據WHO（世界衛生組織）所發表的指南

甜味劑並無減重效果
甚至會提高罹患疾病的風險

不同風味的甜味，有時也會被用來抑制苦味。

天然甜味劑則以甜菊、甘草、羅漢果為代表是萃取植物葉子及果實中的甜味成分而製造出的甜味劑。雖然甜菊和砂糖的卡路里相同，但甜度是砂糖的三百倍之多，因此能以較少分量達到相同甜度，並減少卡路里，又甘草、羅漢果則為零卡。雖然這些甜味劑都有通過食品衛生法批准，但最近**世界衛生組織（WHO）公開了非營養甜味劑並不具減重效果的資訊。且長期使用可能會危害健康，呼籲不要使用甜味劑減肥。**也可以說，世界上沒有吃了不會胖的甜食。

06 太忙了，吃速食最方便？

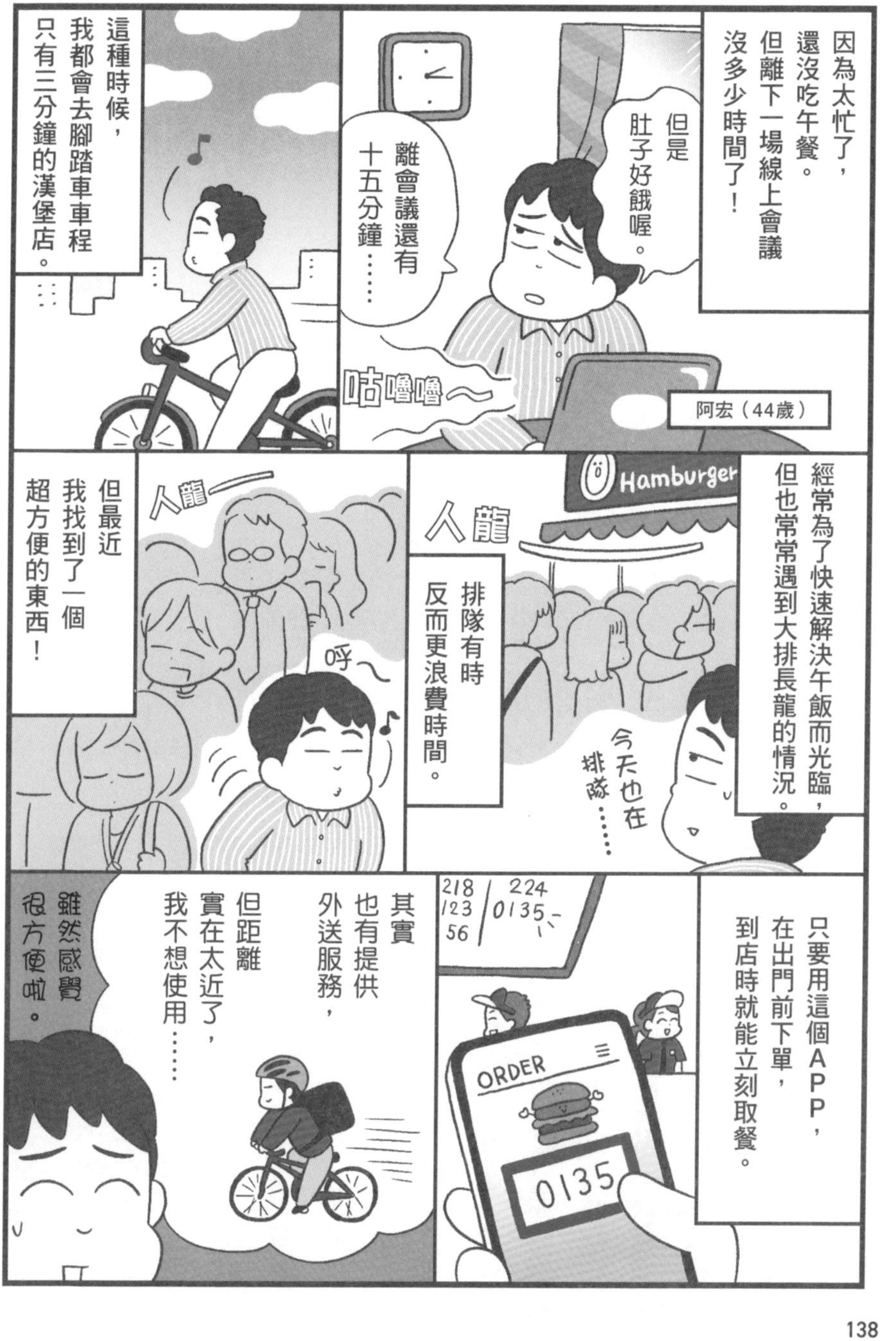

因為太忙了，還沒吃午餐。但離下一場線上會議沒多少時間了！
但是肚子好餓喔。
離會議還有十五分鐘……
咕嚕嚕～
阿宏（44歲）
這種時候，我都會去腳踏車車程只有三分鐘的漢堡店。
Hamburger
人龍
經常為了快速解決午飯而光臨，但也常常遇到大排長龍的情況。
排隊有時反而更浪費時間。
今天也在排隊……
人龍——
呼～
但最近我找到了一個超方便的東西！
只要用這個APP，在出門前下單，到店時就能立刻取餐。
218
123
56
224
0135
ORDER
0135
其實也有提供外送服務，但距離實在太近了，我不想使用……
雖然感覺很方便啦。

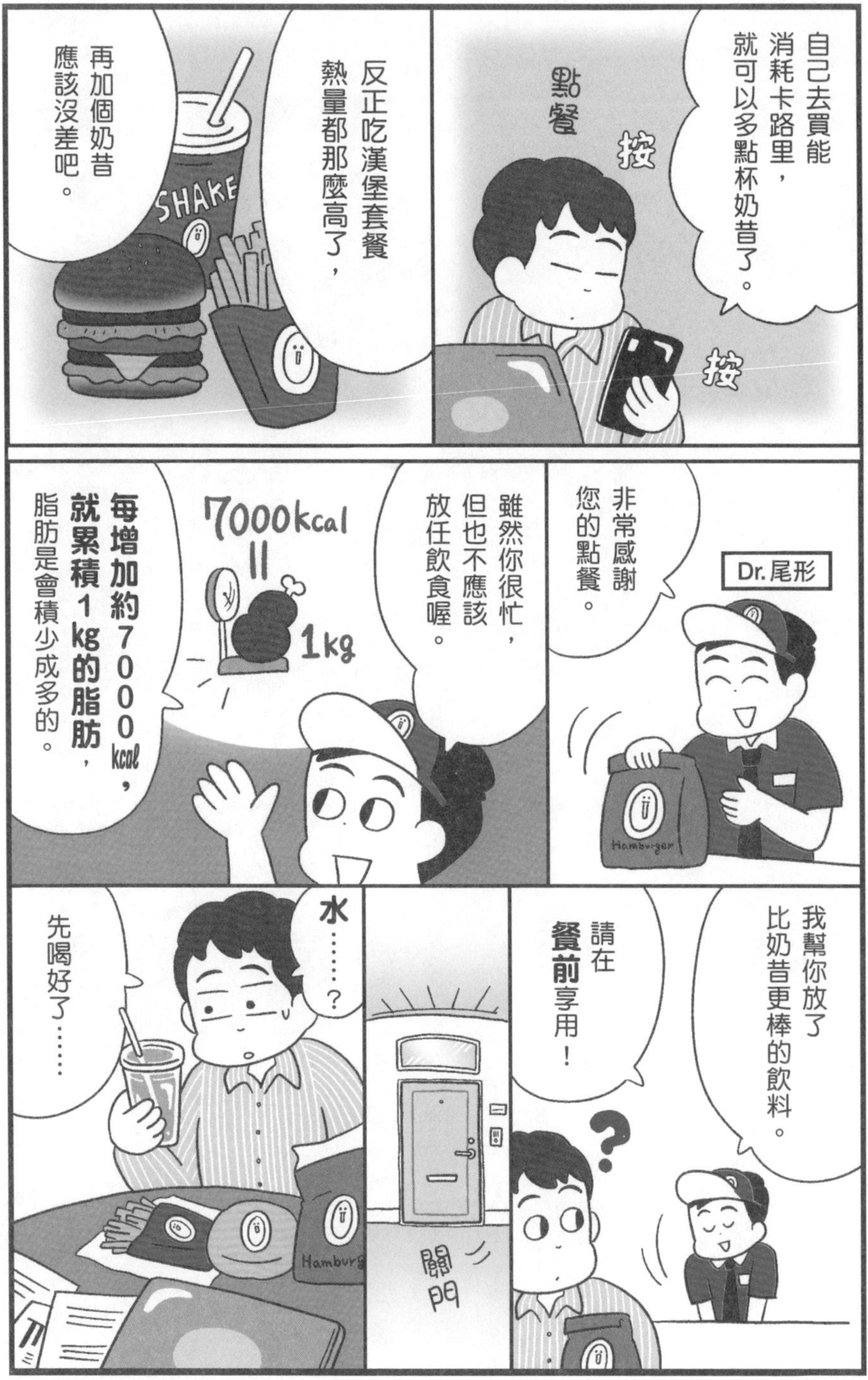
自己去買能消耗卡路里，就可以多點杯奶昔了。
點餐
按
按
反正吃漢堡套餐熱量都那麼高了，
再加個奶昔應該沒差吧。
SHAKE
Dr.尾形
非常感謝您的點餐。
Hamburger
雖然你很忙，但也不應該放任飲食喔。
7000kcal
1kg
每增加約7000kcal，就累積1kg的脂肪，脂肪是會積少成多的。
我幫你放了比奶昔更棒的飲料。
請在餐前享用！
關門
水……？
先喝好了……
Hamburg

壓力×高熱量食物，導致過食

當壓力大，就會想吃垃圾食物

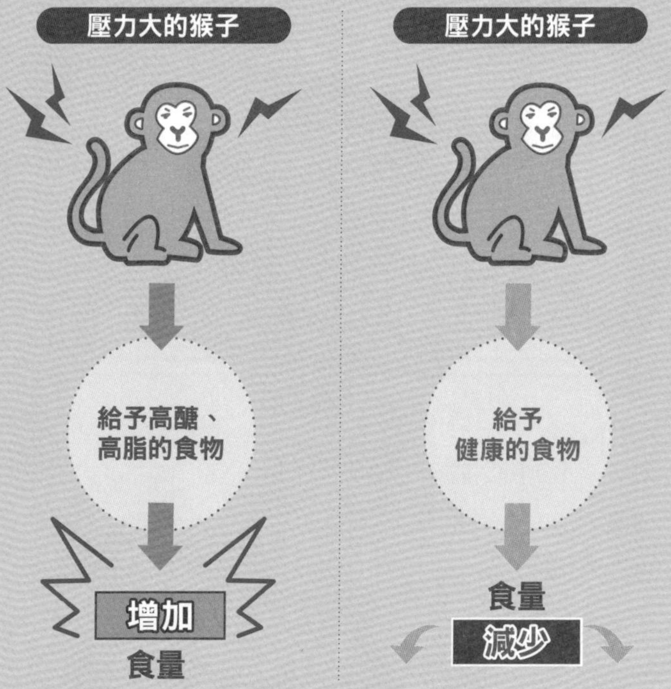

出處：Marilyn Arce, et al. Physiol Behav. 2010；101(4):446-455.

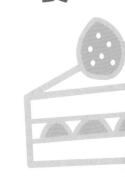

每當一忙起來，我們常會為了節省吃飯時間，而選擇高卡路里的速食。而速食和甜食一樣，其實都屬於「壓力性進食」。

但有一項實驗，可以證明光是壓力，其實並不會導致我們增加食量。在實驗中，給予壓力大的猴子較為健康的食物時，他們的食量會減少。但當提供牠們高醣高脂的食物選擇時，牠們卻又會發生過食的狀況（上圖）。

大概是因為過去就算有壓力，

防止壓力性進食的方法

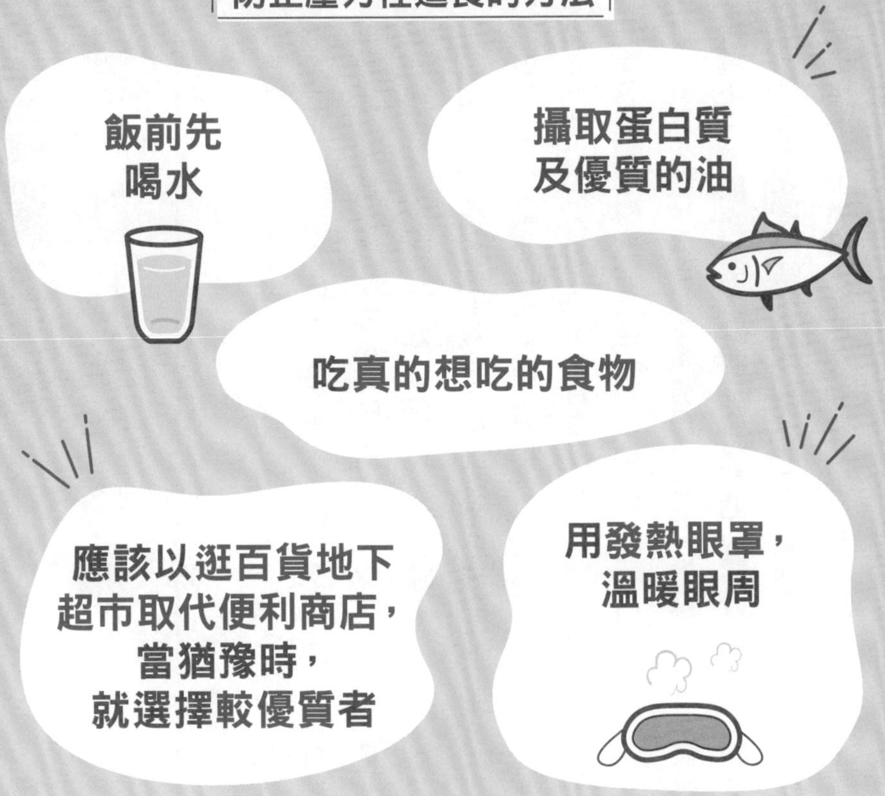
飯前先
喝水
攝取蛋白質
及優質的油
吃真的想吃的食物
應該以逛百貨地下
超市取代便利商店，
當猶豫時，
就選擇較優質者
用發熱眼罩，
溫暖眼周

也只有健康的食物能吃，所以才避免了過食的狀況吧。同時可以得知，**當我們在壓力大的狀況下被高卡路里食品包圍，就容易過食。**

要防止壓力性進食，有五個重點。第一個就是**在進食前先喝水。**當血液中的鈉濃度降低，就會產生讓大腦發送「飢餓感消失」指令的效果。第二是**透過攝取蛋白質及好油，獲得飽足感。**第三則是**選擇真正想吃、優質的食物。**若因忙碌難以執行時，也可以事先規劃想吃的食物。再來就是**戴上眼罩，暫時阻斷資訊，讓掌管食慾的大腦休息，**也相當有效。當眼周變得溫暖時，較容易切換至放鬆模式。

比起空腹忍耐，小食能防止食慾爆發

在充滿壓力的生活中，若逼自己減少食量，反而會使壓力變得更大。雖然空腹的確是減少體內脂肪的重要時段，但減少食量，持續忍耐空腹也不好，甚至會引起反彈。

為讓我們保持身心健康，同時捱過空腹，應避免選擇容易讓血糖急遽上升或下降的高醣點心。此外，又以含有蛋白質或脂質、能讓我們更有飽足感的食品為佳。

具體來說，大概是**手掌分量（25g）的綜合堅果、一顆水煮蛋，約三顆起司點心的分量。另外若在咖啡或紅茶中加入牛奶飲用也不錯。**但有一點希望大家不要誤會，那就是只建議選擇水、茶、咖啡當作飲料。牛奶中不只含有蛋白質及脂肪，還含有屬於醣類的乳糖。一杯（200mℓ）就有130kcal，屬於高卡路里的飲料。有脂肪肝或減肥中的人請盡量避免。

當想吃甜食時，也可以選擇吃剝殼甜栗子3～5顆。雖然高醣，但也含有豐富膳食纖維，血糖上升較緩慢。

若三餐不固定，**請利用點心，防止空腹導致暴飲暴食吧。**例如常備馬鈴薯，微波後加入肉或魚類罐頭享用也不錯。

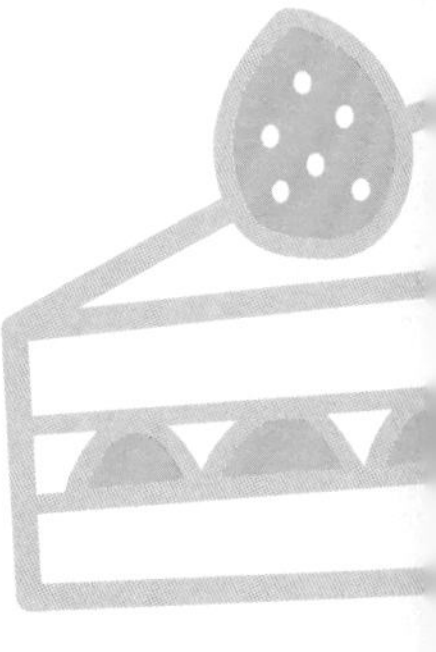

可用來避免食慾爆發的點心

袋裝剝殼甜栗子

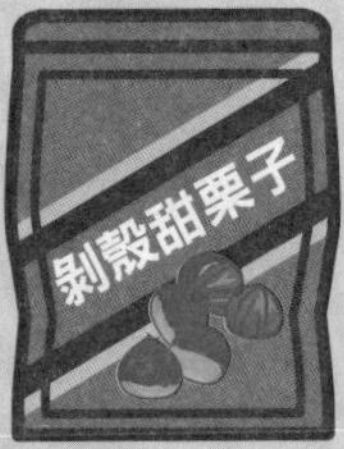

量 5個
55 kcal

含醣量
12.5 g

蛋白質量
1.3 g

※因商品而異。

綜合堅果

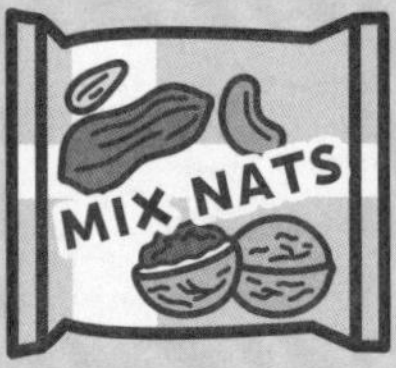

量 25 g
163 kcal

含醣量
4.5 g

蛋白質量
5.7 g

※因商品而異。

水煮蛋

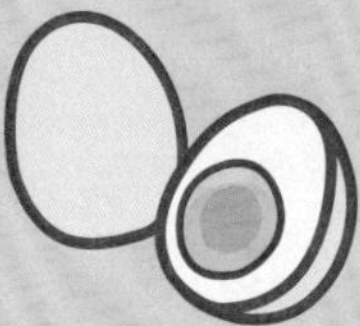

量 1個
67 kcal

含醣量
0.2 g

蛋白質量
5.6 g

咖啡歐蕾（無糖）

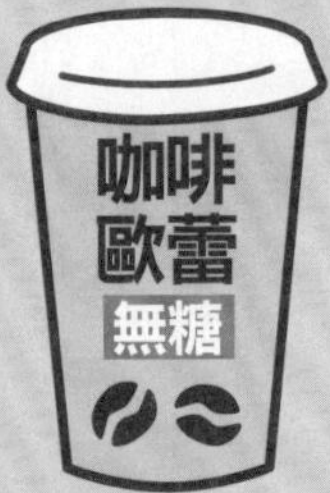

量 170 mℓ
61 kcal

含醣量
12.1 g

蛋白質量
2.9 g

趕時間時的
午餐菜單

微波馬鈴薯（搭配鮪魚罐頭和起司）

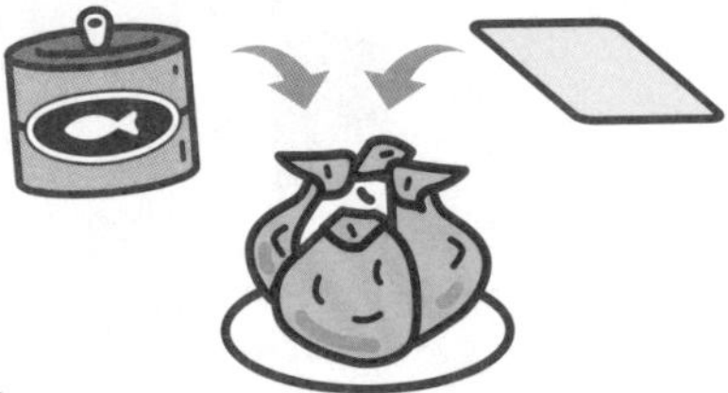

量
馬鈴薯1個與配料
228.6 kcal

含醣量
25.8 g

蛋白質量
15.6 g

作法

清洗帶皮馬鈴薯，並以微波爐加熱三分鐘（600 W）左右。等內部也熟透後，劃十字痕，鋪上一罐鮪魚罐頭和一片起司。依據喜好再加熱30秒左右，使起司融化。

07 年過五十後**無論怎麼做都瘦不了**？

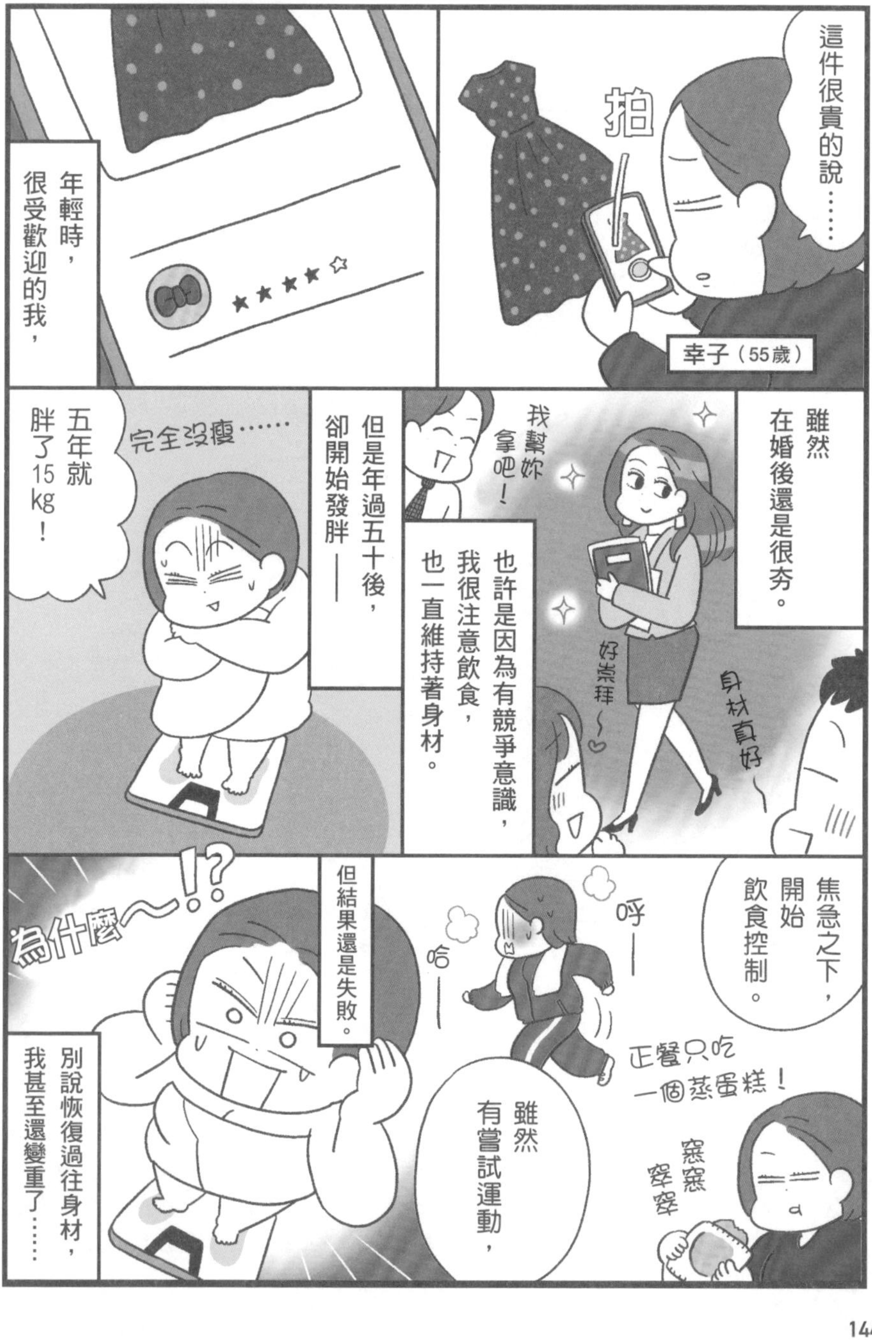
這件很貴的說……
拍
幸子（55歲）
年輕時，很受歡迎的我，
雖然在婚後還是很夯。
我幫妳拿吧！
好崇拜～
身材真好～
也許是因為有競爭意識，我很注意飲食，也一直維持著身材。
但是年過五十後，卻開始發胖——
五年就胖了15kg！
完全沒瘦……
焦急之下，開始飲食控制。
正餐只吃一個蒸蛋糕！
窸窸窣窣
呼——
哈——
雖然有嘗試運動，
但結果還是失敗。
為什麼～!?
別說恢復過往身材，我甚至還變重了……

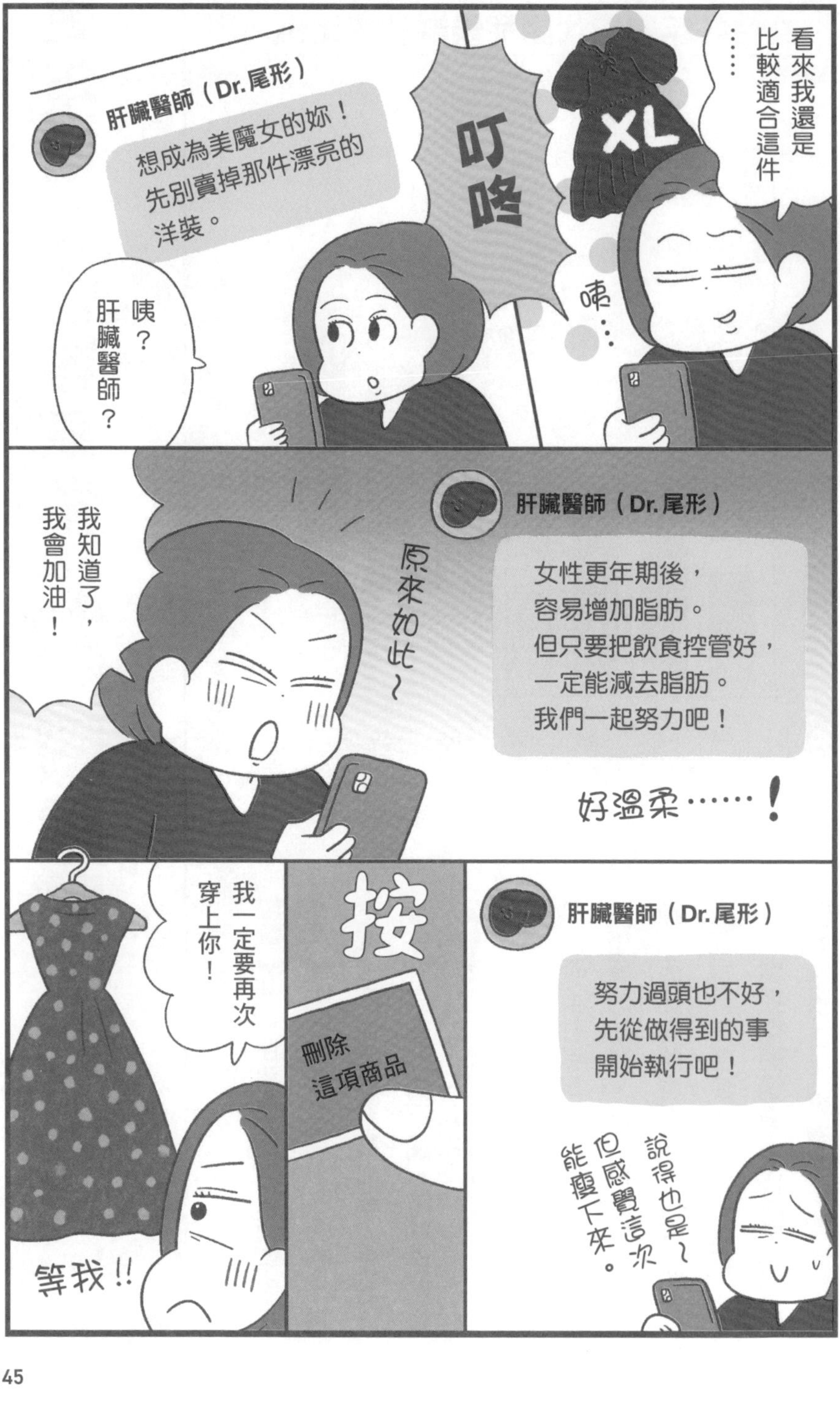
看來我還是比較適合這件……
叮咚
咦……
肝臟醫師（Dr.尾形）
想成為美魔女的妳！先別賣掉那件漂亮的洋裝。
咦？肝臟醫師？
肝臟醫師（Dr.尾形）
女性更年期後，容易增加脂肪。但只要把飲食控管好，一定能減去脂肪。我們一起努力吧！
原來如此～
我知道了，我會加油！
好溫柔……！
肝臟醫師（Dr.尾形）
努力過頭也不好，先從做得到的事開始執行吧！
說得也是～但感覺這次能瘦下來。
按
刪除這項商品
我一定要再次穿上你！
等我!!

女性各年齡層代謝症候群者的比例

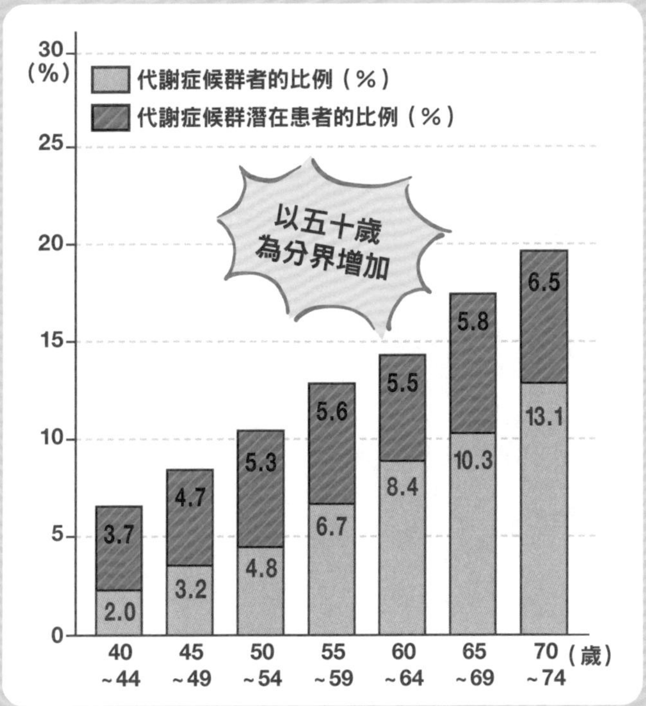
30
(%)
25
20
15
10
5
0
代謝症候群者的比例（%）
代謝症候群潛在患者的比例（%）
以五十歲
為分界增加
3.7
2.0
4.7
3.2
5.3
4.8
5.6
6.7
5.5
8.4
5.8
10.3
6.5
13.1
40
~44
45
~49
50
~54
55
~59
60
~64
65
~69
70
~74
（歲）

出處：厚生勞動省保險局

更年期女性容易增加內臟脂肪

更年期所引發的女性荷爾蒙下降，會導致潮熱、失眠、倦怠感、高血脂症、高血壓、骨量減少等各式各樣的不適，這些症狀也影響著體脂肪增加的方式。

「醛脫氫酶」會促進脂肪的囤積，而女性荷爾蒙雌激素能抑制醛脫氫酶的功能，以防止內臟脂肪堆積。因此當雌激素減少，醛脫氫酶效能提升，便使內臟脂肪堆積。

當更年期過去，內臟脂肪會比皮下脂肪更容易增加，罹患代謝

女性荷爾蒙減少後，會使內臟脂肪增加

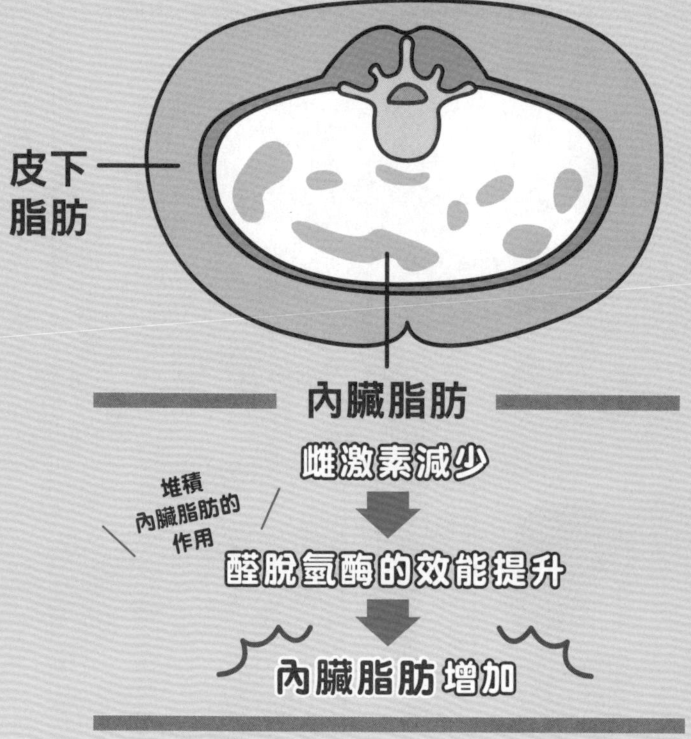

症候群的風險也會變高（P146上圖）。而事實上，更年期也是脂肪肝罹患人數急速增加的世代。

但只要調整飲食，就能讓脂肪下降。就讓我來介紹一下，我在門診中告訴患者的飲食規則吧。若平時吃一碗飯，應減為半碗的70g。如此一來，**一餐中所攝取的醣分就是30～40g，並能將一日的總醣量控制在130g左右。**

主食減少的分量，可以改用**蔬菜和菇類等食物纖維豐富的食材補足，並在進食的一開始食用。**

另外，**若每餐攝取20～30g蛋白質，**無論在消化、吸收或分量上，都比較平衡。每100g的魚肉，約能攝取20g左右的蛋白質。

08 意志薄弱，無法抗拒甜食？

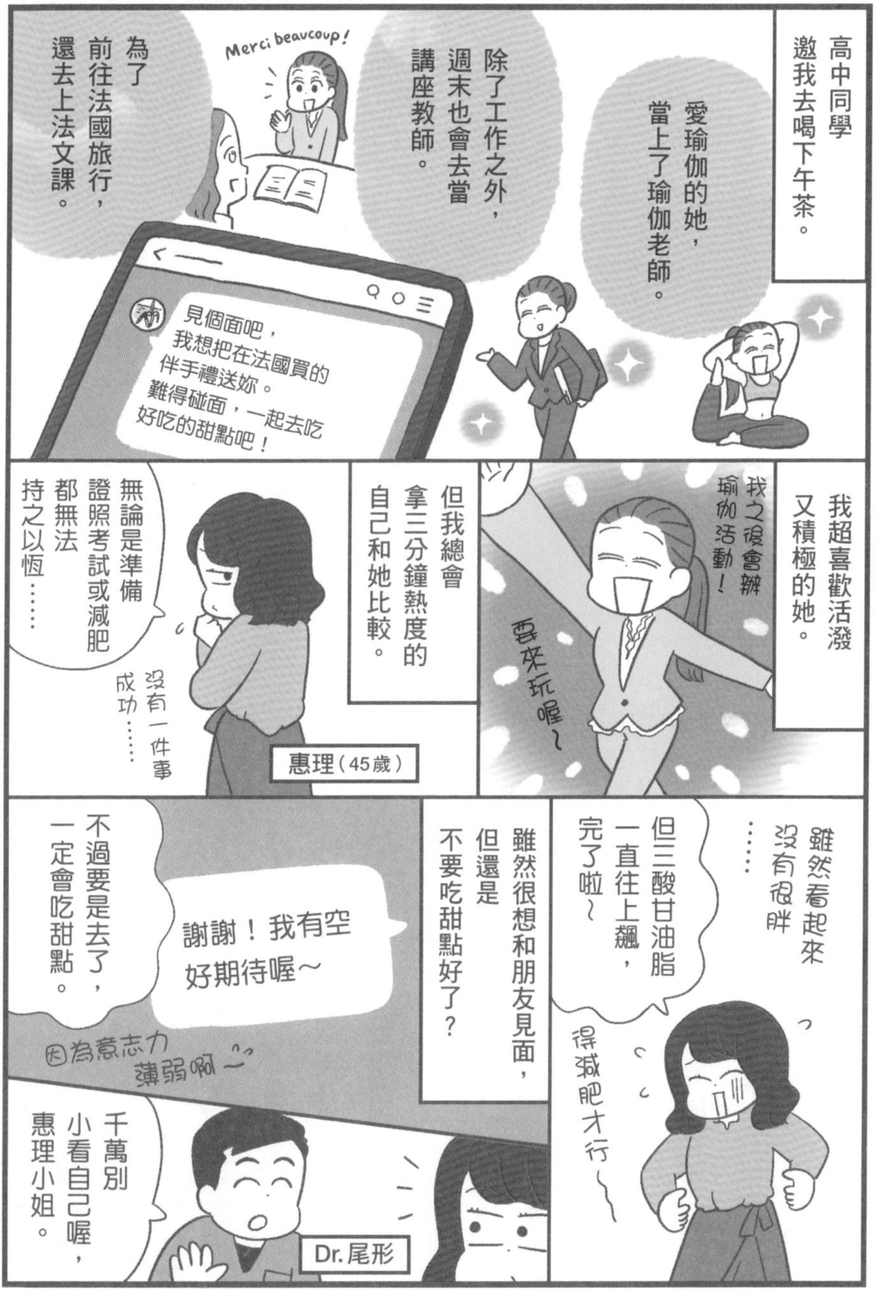

高中同學邀我去喝下午茶。
愛瑜伽的她，當上了瑜伽老師。
除了工作之外，週末也會去當講座教師。
Merci beaucoup!
為了前往法國旅行，還去上法文課。
見個面吧，我想把在法國買的伴手禮送妳。難得碰面，一起去吃好吃的甜點吧！
我超喜歡活潑又積極的她。
我之後會辦瑜伽活動！
要來玩喔～
但我總會拿三分鐘熱度的自己和她比較。
無論是準備證照考試或減肥都無法持之以恆……
沒有一件事成功……
惠理（45歲）
雖然看起來沒有很胖……
但三酸甘油脂一直往上飆，完了啦～
得減肥才行～
雖然很想和朋友見面，但還是不要吃甜點好了？
謝謝！我有空好期待喔～
不過要是去了，一定會吃甜點。
因為意志力薄弱啊～
千萬別小看自己喔，惠理小姐。
Dr.尾形

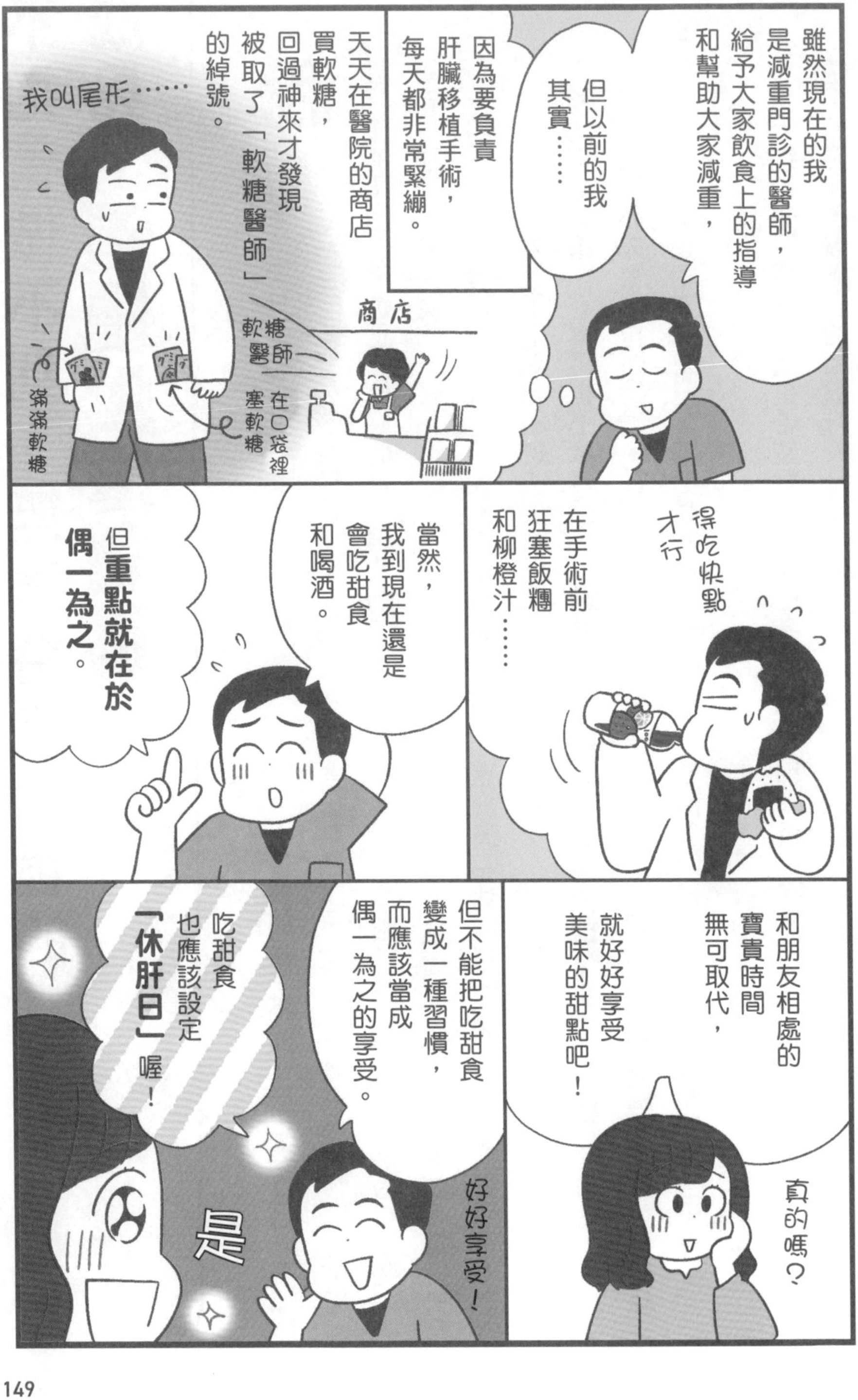

雖然現在的我是減重門診的醫師，給予大家飲食上的指導和幫助大家減重，
但以前的我其實……
因為要負責肝臟移植手術，每天都非常緊繃。
天天在醫院的商店買軟糖，回過神來才發現被取了「軟糖醫師」的綽號。
商店
軟糖醫師
我叫尾形……
在口袋裡塞軟糖
滿滿軟糖
得吃快點才行
在手術前狂塞飯糰和柳橙汁……
當然，我到現在還是會吃甜食和喝酒。
但重點就在於偶一為之。
和朋友相處的寶貴時間無可取代，就好好享受美味的甜點吧！
真的嗎？
但不能把吃甜食變成一種習慣，而應該當成偶一為之的享受。
吃甜食也應該設定「休肝日」喔！
好好享受！
是

不抱著做不到、無法持之以恆的成見，慢慢感受變化

我不打算告訴你：「從今天起，請別再吃甜食」。但若吃甜食成為增加體脂、危害健康的原因，那這正是個好機會，讓我們能重新審視與甜食共處的方式。

請試著將甜食當作你所愛的人。即便再喜歡，也不能因為他而忽略自己的人生和健康。當和他相處會讓你變得再也不像自己，或過度依賴，就應該先暫時拉開距離。當有了距離，就能更看得清楚對方和自己，勢必也會發生一些變化。

若在拉開距離後，還是希望對方在自己身邊，就應該改變過去的相處方式。

而重要的是，不要一直想著自己戒不掉甜食，應該試著一點一點地減，慢慢降低依賴。只要設下規範，在吃甜食時也能盡情享受。

若過去習慣每天吃甜食，就試著**每三天設定一天「休肝日」吧！**若身邊有甜食，當然會想吃，因此**不要買甜食回家囤**非常重要。

若原本每天會花一百日圓在甜食上，也許可以改成**每週吃一次較高級的甜食。**而**記錄下吃甜食的日子，**也是一個能知道自己與甜食距離的好方法。當你成功實踐時，請別忘了好好稱讚自己喔。

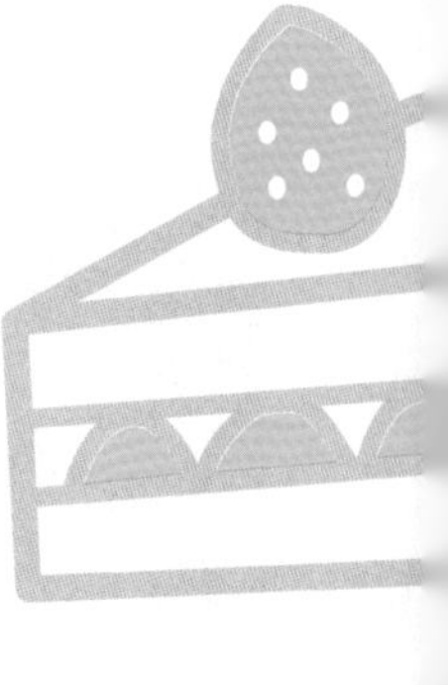

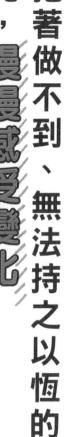

與甜食拉開距離的訣竅

每三天設定一個「休肝日」

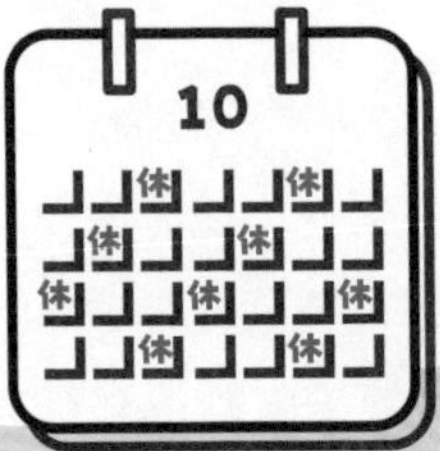

不喝甜的飲料

不囤甜食

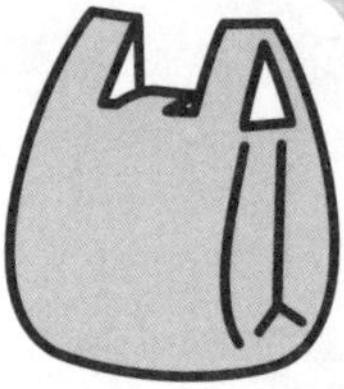

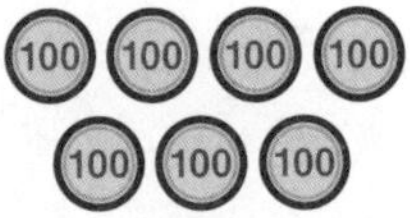

每天100日圓
↓
每週700日圓，選擇稍微高級的甜點

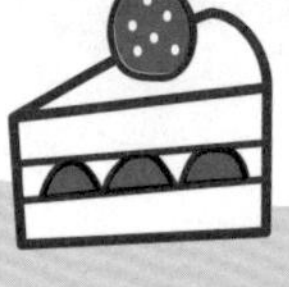

吃了甜食後，留下紀錄

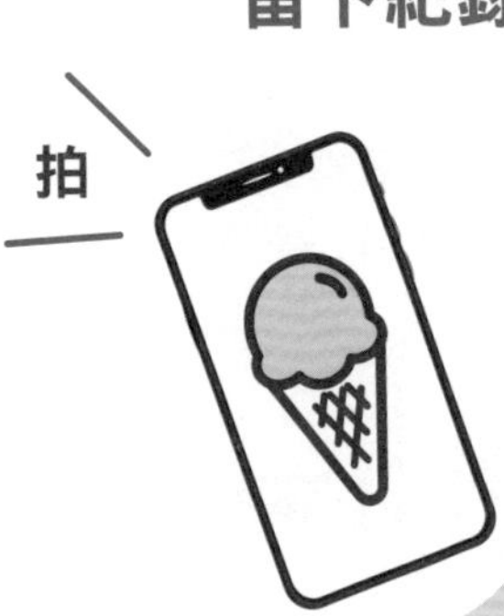

配茶一起少量品嚐

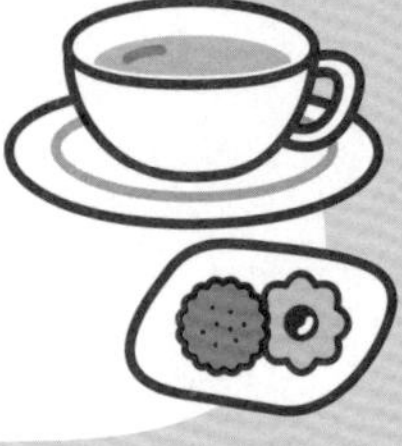

COLUMN

可以輕鬆瘦？

嚴禁不當使用被稱作減肥藥的GLP-1

用來治療第二型糖尿病的「GLP-1受體促效劑」，只要適當地使用，除了能用來治療糖尿病之外，還能當作減肥藥。GLP-1是一種我們體內的荷爾蒙，負責促進胰島素分泌，讓血糖下降。而GLP-1受體促效劑就是用來補充GLP-1的。由於GLP-1受體促效劑同時具有抑制食慾的作用，通常也使用於光靠改善飲食方式和運動後，仍無法控制血糖時。由於對於肥胖症有不錯的減重成效，自2023年3月開始，日本也首次核將通用名為「司美格魯肽」的GLP-1，用於治療肥胖症。

然而由於「GLP-1減肥」和「藥物減重」等宣傳字眼，有些診所會把這款藥物當作「減肥藥」並開為處方用藥。也因此出現營養不足、急性胰臟炎等嚴重副作用，影響患者健康。希望大家能明白GLP-1是一種藥物，並選擇正確開立處方的醫療機構。

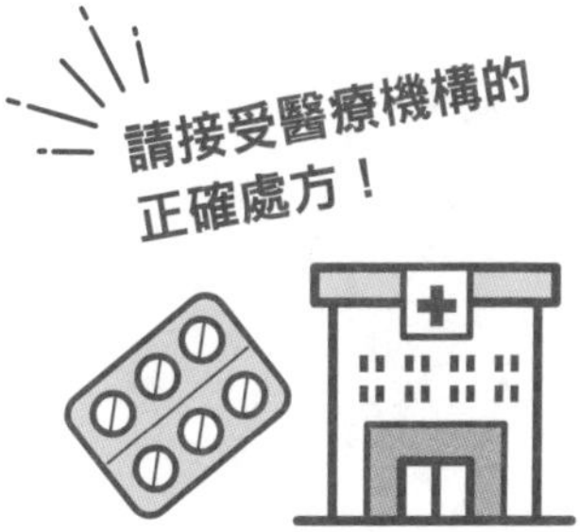
請接受醫療機構的
正確處方！

能看出脂肪肝、糖尿病、高尿酸血症
檢查數值的解讀方式

接下來將介紹能用來診斷脂肪肝、
糖尿病及高尿酸血症的健康檢查項目與其標準數值。
請參考這些標準，來做健康管理。

肝功能檢查

標準數值

（單位：U/ℓ）

AST …………… 30以下

ALT …………… 30以下

γ-GTP ………………… 男性50以下／女性30以下

當比標準數值高時……

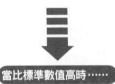

就是**肝功能**發生異常的徵兆

（參考P36）

AST：富含於心臟、肝臟、骨骼肌、腎臟、紅血球等中的酵素，當肝臟細胞出現問題，就會釋放到血液中，使數值變高。

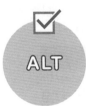

ALT：主要存在於肝臟，比AST更能反映肝臟細胞問題，ALT超過標準值可能是肝炎的徵兆。而即便數值標準，當ALT高於AST時，則很可能是脂肪肝。

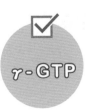

γ-GTP：主要存在於肝臟及膽管的酵素。有大量飲酒習慣者，此項數值容易偏高。如果沒有飲酒習慣，數值卻非常高時，則可能患有「非酒精性脂肪肝」。

◀◀ 下一頁繼續

※標準值會依據實施檢查的醫療機構及檢測方式產生差異。此外，單位的U/ℓ為國際單位（International unit）的簡稱，有時也會記載為IU/ℓ。

關於其他的肝功能檢查項目

ALP

存在於肝臟及膽道等中的酵素。當肝臟及膽道生病，膽汁循環不佳，會使血液中的ALP增加，因此能當作肝功能指標。

標準值　100～325

（單位：U/ℓ）

LDH

除了肝臟以外，也遍佈心臟、腎臟、紅血球等各種部位的酵素。當超出標準值，AST、ALT、γ-GTP數值也高時，可能表示肝功能產生問題。

標準值　120～240

（單位：U/ℓ）

Ch-E

由肝臟合成的酵素。雖然數值會因脂肪肝而上升，但當肝功能衰退時，數值也會下降。

標準值
男性：234～493
女性：200～452

（單位：U/ℓ）

總膽紅素

膽紅素是老化的紅血球在分解時，所生成的黃色色素。當患有膽結石或膽管癌等疾病時，數值會變高，肝硬化時也會使數值上升。

標準值　0.2～1.2

（單位：mg/dℓ）

脂質代謝檢查

標準值

（單位：mg/dℓ）

三酸甘油脂…30～149

當超出標準值時……

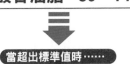

容易引發
脂肪肝
與動脈硬化

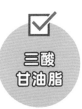

三酸
甘油脂

食品中的脂質與體脂肪，絕大多數都是由三酸甘油脂組成，而三酸甘油脂也是熱量來源。三酸甘油脂不只由食物中的脂質所合成，體內因過食或運動不足而增加的醣分，也會合成為三酸甘油脂。

糖代謝檢查

標準值

（單位：mg/dℓ）

空腹血糖……109以下
（100以上109以下：正常偏高）

（單位：%）

HbA1c……5.9以下
（5.6以上5.9以下：正常偏高）

當超出標準值時……

是糖代謝異常的徵兆

空腹時的血糖

十小時以上未進食狀態的血糖。
當超過126mg/dℓ，就有糖尿病的可能。110～125mg/dℓ時，則稱為邊緣型糖尿病，屬於糖尿病前期。

HbA1c 糖化血紅素

血紅素為紅血球中的一種蛋白質，當與葡萄糖結合後，就會成為HbA1c。能反映出抽血當下1～2個月前的血糖變化。

尿檢

標準值

（單位：mg/dℓ）

尿酸…………2.1～7.0

當超出標準值時……

即診斷為高尿酸血症

尿酸

當尿酸超過7.0時，即被診斷為高尿酸血症。當9.0或8.0以上，同時有腎功能障礙、高血壓、糖尿病、肥胖等併發症時，應即早開始治療。

※標準值會依據實施檢查的醫療機構及檢測方式產生差異。此外，單位的U/ℓ為國際單位（International unit）的簡稱，有時也會記載為IU/ℓ。

参考文献

日本消化器病学会・日本肝臓学会 編集
『NAFLD／NASH診療ガイドライン2020（改訂第2版）』（南江堂）

日本肝臓学会　編
『アルコール性肝障害（アルコール関連肝疾患）診療ガイド2022』（文光堂）

日本痛風・核酸代謝学会ガイドライン改訂委員会 編集
『2019年改訂　高尿酸血症・痛風の治療ガイドライン　第3版』（診断と治療社）

香川明夫 監修『八訂 食品成分表2022』（女子栄養大学出版部）

尾形 哲 著
『専門医が教える 肝臓から脂肪を落とす食事術
予約の取れないスマート外来のメソッド』（KADOKAWA）

尾形 哲 著『肝臓から脂肪を落とす7日間実践レシピ』（KADOKAWA）

尾形 哲 著『ダイエットも健康も 肝臓こそすべて』（新星出版社）

James S. Dooley, Anna S. Lok, Guadalupe Garcia-Tsao,Massimo Pinzani 編集
『Sherlock's Diseases of the Liver and Biliary System, 13th ed』（Wiley-Blackwell）

垣渕洋一 著
『「そろそろ、お酒やめようかな」と思ったときに読む本』（青春出版社）

葉石かおり 著／浅部伸一 監修
『名医が教える飲酒の科学　一生健康で飲むための必修講義』（日経BP）

横山 顕 著
『お酒を飲んで、がんになる人、ならない人
知らないと、がんの危険が200倍以上』（星和書店）

ハーマン・ポンツァー 著／小巻靖子 訳
『運動しても痩せないのはなぜか　代謝の最新科学が示す
「それでも運動すべき理由」』（草思社）

ステファン J.ギエネ 著／野中香方子 訳
『脳をだませばやせられる　「つい食べてしまう」をなくす科学的な方法』
（ダイヤモンド社）

PART 1

P31 GBD 2016 Alcohol Collaborators. Alcohol use and burden for 195 countries and territories, 1990-2016: a systematic analysis for the Global Burden of Disease Study 2016. The Lancet. 2018; 392:1015-1035.

P31 C D Holman, D R English, E Milne, M G Winter. Meta-analysis of alcohol and all-cause mortality: a validation of NHMRC recommendations. Med J. Aust. 1996; 164:141-145.

P45 A Yokoyama , T Muramatsu, T Ohmori, S Higuchi, M Hayashida, H Ishii. Esophageal cancer and aldehyde dehydrogenase-2 genotypes in Japanese males. Cancer Epidemiol Biomarkers Prev. 1996;5(2) :99-102.

P57 **柳田知司，高田孝二，島田 瞭ほか．喫煙の維持要因に関する精神薬理学的研究．喫煙科学研究財団研究年報**． 1991:431-435.

P63 **松本博志．アルコールの基礎知識．日本アルコール・薬物医学会雑誌． 2011;第46巻**:146-156.

P65 K P Lesch, D Bengel, A Heils, S Z Sabol, B D Greenberg, S Petri, J Benjamin, C R Müller, D H Hamer, D L Murphy. Association of anxiety-related traits with a polymorphism in the serotonin transporter gene regulatory region. Science. 1996; 274(5292) :1527-1531.

P65 Nakamura T, Muramatsu T, Ono Y, et al. Serotonin transporter gene regulatory region polymorphism and anxiety-related traits in the Japanese. Am J Med Genet. 1997;74(5) :544-545.

P65 Constantin R Soldatos, François A Allaert, Tatsuro Ohta, Dimitris G Dikeos. How do individuals sleep around the world? Results from a single-day survey in ten countries. Sleep Med. 2005;6(1):5-13.

P69 Evelyn B Parr, Donny M Camera, José L Areta, Louise M Burke, Stuart M Phillips, John A Hawley, Vernon G Coffey. Alcohol ingestion impairs maximal post-exercise rates of myofibrillar protein synthesis following a single bout of concurrent training. PLos One. 2014;9(2):e88384.

P75 **橋爪秀一，河野貴美子，小久保秀之，山本幹男，桂川秀嗣，鎌田明彦，渡辺恒夫．嗜好品（ノンアルコールビール）のリラックス効果．国際生命情報科学会誌．2015;第33巻;48-52.**

P90 **堀江義則．海老沼浩利．金井隆典．本邦におけるアルコール性肝障害の実態．日本消化器病学会誌．** 2015;112:1630-1640.

P92 Tomomi Marugame, Seiichiro Yamamoto, Itsuro Yoshimi, Tomotaka Sobue, Manami Inoue, Shoichiro Tsugane; Japan Public Health Center-based Prospective Study Group. Patterns of alcohol drinking and all-cause mortality: results from a large-scale population-based cohort study in Japan. Am J Epidemiol. 2007; 165(9):1039-1046.

P97 **恩地森一，滝川 一，村田洋介，小島裕治，橋本直明，久持顕子，炭田知宜，大森 茂，村田浩之，渡辺真彰，谷口英明，前田直人，熊木天児，姜 貞憲，伊藤 正，青野 礼，綾田 穣．民間薬および健康食品による薬物性肝障害の調査．肝臓**．2005; 46巻(3) :142-148.

P101 Hyon K Choi, Karen Atkinson, Elizabeth W Karlson, Walter Willett, Gary Curhan. Alcohol intake and risk of incident gout in men: a prospective study. Lancet. 2004;363(9417) :1277-1281.

PART 2

P117 David Goldberg, Ivo C Ditah, Kia Saeian, Mona Lalehzari, Andrew Aronsohn, Emmanuel C Gorospe, Michael Charlton. Changes in the Prevalence of Hepatitis C Virus Infection, Nonalcoholic Steatohepatitis, and Alcoholic Liver Disease Among Patients With Cirrhosis or Liver Failure on the Waitlist for Liver Transplantation. Gastroenterology. 2017;152(5):1090-1099.

P122 Jane Shearer, Raylene A Reimer, Dustin S Hittel, Mackenzie A Gault, Hans J Vogel, Matthias S Klein. Caffeine-Containing Energy Shots Cause Acute Impaired Glucoregulation in Adolescents. Nutrients. 2020;12(12): 3850.

P127 Kevin D Hall, Alexis Ayuketah, Robert Brychta, Hongyi Cai, Thomas Cassimatis, Kong Y Chen, Stephanie T Chung, Elise Costa, Amber Courville, Valerie Darcey, Laura A Fletcher, Ciaran G Forde, Ahmed M Gharib, Juen Guo, Rebecca Howard, Paule V Joseph Suzanne McGehee, Ronald Ouwerkerk, Klaudia Raisinger, Irene Rozga, Michael Stagliano, Mary Walter, Peter J Walter, Shanna Yang, Megan Zhou. Ultra-Processed Diets Cause Excess Calorie Intake and Weight Gain: An Inpatient Randomized Controlled Trial of Ad Libitum Food Intake. Cell Metab. 2019;30(1):67-77.e3.

P129 S H Holt, J C Miller, P Petocz, E Farmakalidis. A satiety index of common foods. Eur J Clin Nutr. 1995;49(9):675-690.

P133 Kimber L Stanhope, Jean Marc Schwarz, Nancy L Keim, Steven C Griffen, Andrew A Bremer, James L Graham, Bonnie Hatcher, Chad L Cox, Artem Dyachenko, Wei Zhang, John P McGahan, Anthony Seibert, Ronald M Krauss, Sally Chiu, Ernst J Schaefer, Masumi Ai, Seiko Otokozawa, Katsuyuki Nakajima, Takamitsu Nakano, Carine Beysen, Marc K Hellerstein, Lars Berglund, Peter J Havel. Consuming fructose-sweetened, not glucose-sweetened, beverages increases visceral adiposity and lipids and decreases insulin sensitivity in overweight/obese humans. J Clin Invest. 2009; 119(5): 1322–1334.

P137 Alexandra G Yunker, Jasmin M Alves, Shan Luo, Brendan Angelo, Alexis DeFendis, Trevor A Pickering, John R Monterosso, Kathleen A Page. Obesity and Sex-Related Associations With Differential Effects of Sucralose vs Sucrose on Appetite and Reward Processing: A Randomized Crossover Trial. JAMA Netw Open. 2021;4(9): e2126313.

P137 Jotham Suez, Tal Korem, David Zeevi, Gili Zilberman-Schapira, Christoph A Thaiss, Ori Maza, David Israeli, Niv Zmora, Shlomit Gilad, Adina Weinberger, Yael Kuperman, Alon Harmelin, Ilana Kolodkin-Gal, Hagit Shapiro, Zamir Halpern, Eran Segal, Eran Elinav. Artificial sweeteners induce glucose intolerance by altering the gut microbiota. Nature. 2014;514(7521):181-186.

P137 Jelle R Dalenberg, Barkha P Patel, Raphael Denis, Maria G Veldhuizen, Yuko Nakamura, Petra C Vinke, Serge Luquet, Dana M Small. Short-Term Consumption of Sucralose with, but Not without, Carbohydrate Impairs Neural and Metabolic Sensitivity to Sugar in Humans. Cell Metab. 2020;31(3): 493-502.e7.

P137 Charlotte Debras, Eloi Chazelas, Laury Sellem, Raphaël Porcher, Nathalie Druesne-Pecollo, Younes Esseddik, Fabien Szabo de Edelenyi, Cédric Agaësse, Alexandre De Sa, Rebecca Lutchia, Léopold K Fezeu, Chantal Julia, Emmanuelle Kesse-Guyot, Benjamin Allès, Pilar Galan, Serge Hercberg, Mélanie Deschasaux-Tanguy, Inge Huybrechts, Bernard Srour, Mathilde Touvier. Artificial sweeteners and risk of cardiovascular diseases: results from the prospective NutriNet-Santé cohort. BMJ. 2022;378:e071204.

P140 Marilyn Arce , Vasiliki Michopoulos, Kathryn N Shepard, Quynh-Chau Ha, Mark E Wilson. Diet choice, cortisol reactivity, and emotional feeding in socially housed rhesus monkeys. Physiology & Behavior. 2010;101(4):446-455.

結尾

真的非常感謝大家讀到這裡。

看到這裡，大家應該都明白了「盡情」吃喝自己喜歡的食物，會使身體無法負荷。為了能**更長久享受、品嚐自己喜歡的食物，我希望大家都能盡自己現在所能做的最大努力。**

現今，無酒精及微酒精飲料的種類變多，也是一個減酒意識傳播的契機，對此我樂見其成。

我是個三溫暖愛好者，過去也和你們許多人一樣，會在三溫暖後享受啤酒時光。但當我得知無酒精飲料的放鬆效果後，便順利切換為無酒精啤酒了。在喝了許多商品並比較之後，發現現在的淡啤酒飲料，常常好喝到讓我疑惑「這真的是零酒精嗎？」希望大家在喝之前不要帶有成見，發揮勇於挑戰的精神喝喝看。

而關於甜食，只要排定好先後順序，其實並不一定要完全戒掉喔！

在最後我想澄清一件事，以免造成誤解。

雖然我鼓勵「減量」，但在我負責的「減重門診（肥胖、脂肪肝專科門診）」中，**我都告知AST、ALT超過150（正常值上限的五倍），肝臟有問題的患者，應「暫時戒掉」酒精和甜食。**

「滴水穿石」來形容肝臟發生問題的過程。滴水穿石有「即便再小的努力，只要持續下去，就能達成目的」之意。即便是再小的雨滴，經過幾十年、幾百年的歲月後，仍能讓石頭穿出洞來。

我們每天吃、喝的甜食及酒精就像雨滴一般，若持續食用，勢必會讓肝臟受到損傷。若放著不管，則會導致「肝硬化」，甚至使肝臟失去功能。**因為肝臟是一種難以承受連續攻擊的器官。**

即便如此，只要意識到「再這樣下去可不行」時，暫時戒掉甜食或酒精，肝臟也可以是一種能迅速恢復的器官。戒除和減量的效果會產生巨大差異。而過去我也看過許多患者，拿出「我現在必須戒掉！」的決心，重拾健康肝臟。

在這個人生百年時代，希望各位的人生中都能擁有健康的肝臟。

二〇二三年八月　**尾形　哲**

【作者簡介】

尾形哲

長野縣佐久市立國保淺間綜合醫院外科部長，同院「減重門診」的醫師。醫學博士。1995年畢業於神戶大學醫學院醫學系，2003年修畢醫學院博士課程。在巴黎、首爾的醫院經歷眾多肝臟移植手術後，自2009年起，於日本紅十字社區醫療中心肝膽胰移植外科擔任活體肝移植主任。2017年，成立了針對改善脂肪肝、肥胖及糖尿病的專業減重門診。著作包括《肝臟脂肪消除術！專科醫師教你輕鬆瘦》、《7日飲食法：專科醫師教你「吃」掉脂肪肝》等。

X @ogatas0520

日本肝臟科名醫教你

不必戒酒戒糖也能遠離脂肪肝的祕訣

出　　版／楓葉社文化事業有限公司
地　　址／新北市板橋區信義路163巷3號10樓
郵政劃撥／19907596 楓書坊文化出版社
網　　址／www.maplebook.com.tw
電　　話／02-2957-6096
傳　　真／02-2957-6435
作　　者／尾形哲
翻　　譯／李婉寧
責任編輯／黃穫容
內文排版／楊亞容
港澳經銷／泛華發行代理有限公司
定　　價／360元
初版日期／2024年12月

國家圖書館出版品預行編目資料

日本肝臟科名醫教你：不必戒酒戒糖也能遠離脂肪肝的祕訣 / 尾形哲作；李婉寧譯. -- 初版. -- 新北市：楓葉社文化事業有限公司, 2024.12　面；公分

ISBN 978-986-370-744-8（平裝）

1. 脂肪肝 2. 減重 3. 健康飲食

415.53　　113016501